W0268002

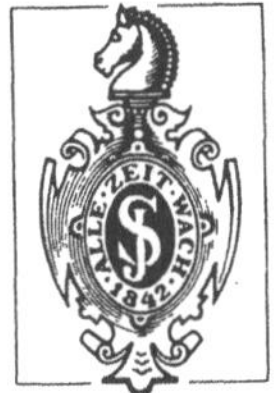
ALLE ZEIT WACH
1842

H. Kaffarnik J. Schneider A. Steinmetz (Hrsg.)

Aktuelle Gesichtspunkte der Hyperlipoproteinämien

Springer-Verlag
Berlin Heidelberg New York
London Paris Tokyo

Prof. Dr. med. Hans Kaffarnik
Prof. Dr. med. Jürgen Schneider
Dr. med. Armin Steinmetz
Abtl. Endokrinologie u. Stoffwechsel
Zentrum Innere Medizin, Universität Marburg
Baldinger Straße, D-3550 Marburg

ISBN-13:978-3-540-19023-3 e-ISBN-13:978-3-642-73478-6
DOI: 10.1007/978-3-642-73478-6

CIP-Titelaufnahme der Deutschen Bibliothek

Aktuelle Gesichtspunkte der Hyperlipoproteinämien / H. Kaffarnik ... (Hrsg.). – Berlin ; Heidelberg ; New York ; London ; Paris ; Tokyo : Springer, 1988
ISBN-13:978-3-540-19023-3

NE: Kaffarnik, Hans [Hrsg.]

2127/3140/543210

Einführung in das Thema

Degenerative kardiovaskuläre Erkrankungen stehen nach wie vor an der Spitze der Todesursachenstatistik in der Bundesrepublik Deutschland. Hyperlipoproteinämien gehören zu den Risikofaktoren I. Ordnung für die Entstehung einer Arteriosklerose. Liegen weitere Risikofaktoren vor, wie Hypertonie, inhalatives Rauchen, Diabetes mellitus, starkes Übergewicht, Bewegungsmangel etc., dann müssen wegen der Gefährdungs-Potenzierung erhöhte Blutfette besonders intensiv gesenkt werden: denn Cholesterin und Fette stellen gewissermaßen die „Matrix“ der Arteriosklerose dar, wie es Schettler einmal formuliert hat.
In den letzten Jahren erarbeiteten mehrere Gruppen weitreichende experimentelle und epidemiologische Ergebnisse. Für ihre Grundlagenforschungen auf dem Gebiet der LDL-Rezeptoren erhielten die amerikanischen Wissenschaftler Goldstein und Brown 1985 den Nobel-Preis für Medizin. 1984 wurde in den USA die breitangelegte Studie der Lipid-Research-Kliniken veröffentlicht, 1987 folgte die Helsinki-Studie. Erste Ergebnisse über die Möglichkeit der Regression bzw. fehlenden Progression der Arteriosklerose unter lipidsenkender Therapie liegen vor. Wir dürfen auch an die amerikanischen und europäischen Consensus-Conferenzen erinnern.
Trotz der vielen Resultate auf allen Gebieten des Lipoprotein-Stoffwechsels ist der in Amerika geprägte Begriff „Cholesterinbewußtsein“ bei uns immer noch unterentwikkelt. Dabei sind nicht nur die familiären Hyperlipoproteinämien sondern auch die sekundären Formen als Folgen von Störungen oder Erkrankungen, insbesondere als Folgen von falschen Ernährungsgewohnheiten wichtige Risikofaktoren.
Um das „Lipid-Bewußtsein“ in der Ärzteschaft weiter zu schärfen und um eine Standortbestimmung über die derzeitigen Erkenntnisse auf dem Gebiet der Diagnostik und Therapie von Hyperlipoproteinämien zu geben, haben wir am 12.9.1987 in Marburg ein Symposium „Aktuelle Gesichtspunkte der Hyperlipoproteinämien“ durchgeführt.
Der Firma Holphar, Sulzbach, danken wir für ihre wertvolle Unterstützung.

Hans Kaffarnik
Jürgen Schneider
Armin Steinmetz

Inhaltsverzeichnis

Epidemiologie und neue Richtwerte zur Behandlung der Hyperlipoproteinämien

A. Steinmetz 1

Diätetische Behandlung der Hyperlipoproteinämien

G. Wolfram 9

Nichtresorbierbare Lipidsenker: Wirkungsmechanismus und Anwendung

J. Schneider 19

Wirkungsweise systemischer Lipidsenker auf Lipoproteine, Apolipoproteine, und Enzyme des Lipoproteinstoffwechsels

H. U. Klör 24

Medikamentöse Behandlung der familiären Hypercholesterinämie: Colestipol plus Fenofibrat und Bezafibrat versus Synvinolin

P. Weisweiler 33

Einfluß von Fenofibrat auf die Blutrheologie

M. Leschke, A. Schmidtsdorff, H. Höffken, B. E. Strauer 37

Behandlung der Hyperlipoproteinämien im Kindesalter

H. Kaffarnik 46

Behandlung der schweren familiären Hypercholesterinämie mit extrakorporaler LDL-Elimination

C. Keller 53

Sachverzeichnis 61

Mitarbeiterverzeichnis

Dr. *H. Höffken*
Abteilung Klinische Nuklearmedizin des Zentrums für Radiologie der Universität Marburg, Baldinger Straße, 3550 Marburg

Prof. Dr. *H. Kaffarnik*
Abteilung für Endokrinologie und Stoffwechsel des Zentrums für Innere Medizin der Philipps-Universität Marburg, Baldinger Straße, 3550 Marburg

Prof. Dr. *C. Keller*
Medizinische Poliklinik der Universität München, Pettenkofer Straße 8a, 8000 München 2

Prof. Dr. *H. U. Klör*
Medizinische Poliklinik der Universität Gießen, Rodthohl 6, 6300 Gießen

Dr. *M. Leschke*
Medizinische Klinik B der Universität Düsseldorf, Moorenstraße 5, 4000 Düsseldorf

U. A. Schmidtsdorff
Abteilung für Kardiologie des Zentrums für Innere Medizin der Philipps-Universität Marburg, Baldinger Straße, 3550 Marburg

Prof. Dr. *J. Schneider*
Abteilung Endokrinologie und Stoffwechsel, Zentrum Innere Medizin, Baldinger Straße, 3550 Marburg

Dr. *A. Steinmetz*
Institut Pasteur, Service de recherche sur les lipoproteines et l'àthérosclérose, 1, rue du Professeur Calmette, 59019 Lille Cedex, France und Abteilung für Endokrinologie und Stoffwechsel des Zentrums für Innere Medizin der Philipps-Universität Marburg, Baldinger Straße, 3550 Marburg

Prof. Dr. *B. E. Strauer*
Medizinische Klinik B der Universität Düsseldorf
Moorenstraße 5, 4000 Düsseldorf

PD Dr. *P. Weisweiler*
iphar Institut für Klinische Pharmakologie GmbH,
Arnikastraße 4, 8011 Höhenkirchen-Siegertsbrunn

Prof. Dr. *G. Wolfram*
Institut für Ernährungswissenschaften, Technische Universität München
Weihenstephan, 8050 Freising und Med. Poliklinik der Universität München,
Pettenkoferstraße 8a, 8000 München 2

Epidemiologie und neue Richtwerte zur Behandlung der Hyperlipoproteinämien

A. Steinmetz

Einleitung

Erkrankungen des Herz-Kreislaufsystems zeichnen in der westlichen Welt noch immer für etwa die Hälfte aller Todesfälle verantwortlich. Die kausale Beziehung zwischen Störungen im Lipidstoffwechsel und Entwicklung arteriosklerotischer Gefäßerkrankungen wird heute fast universell akzeptiert. Die Grundlagen für unser Verständnis darüber wurden in großangelegten epidemiologischen Studien erarbeitet.

Durch die rapide Weiterentwicklung biochemischer und molekularbiologischer Techniken gelingt es immer besser, die den Fettstoffwechselstörungen zugrunde liegende Mechanismen und Defekte aufzuklären und Risikopersonen oder -gruppen als mögliche Kandidaten für die Entwicklung solcher arteriosklerotisch bedingter Folgeerkrankungen, insbesondere der koronaren Herzkrankheit, zu identifizieren. Diese wissenschaftlich erarbeiteten Kenntnisse müssen dann konsequenterweise in allgemein zugängliches Wissen und Empfehlungen für präventives Verhalten der Risikopersonen umgesetzt werden. Insbesondere gesundheitspolitische Maßnahmen, wie sie in den Vereinigten Staaten nach der "Consensus Development Conference" [33] ergriffen wurden (National Cholesterol Education Program, National Heart, Lung and Blood Institute, NIH, PHS, DHHS, Bethesda, MD. 20892) müssen dem Europäischen Konsens zur Primärprävention der koronaren Herzkrankheit in Neapel 1986 [36] folgen. Im vorliegenden Beitrag werden die Empfehlungen der Europäischen Konsenskonferenz in neue Dimensionen zur Prävention der koronaren Herzkrankheit eingearbeitet. Dies geschieht insbesondere unter dem Aspekt, daß in zahlreichen primären Präventionsstudien, von denen zwei hervorgehoben werden sollen [8, 17, 18], eine Reduktion der Inzidenz der koronaren Herzkrankheit durch Reduktion atherogener Serumlipide nachgewiesen wurde.

Physiologische Grundlagen

Die zumeist wasserunlöslichen Lipide werden im wäßrigen Milieu des Plasmas in Form von Lipid-Protein Partikeln transportiert. Im Inneren der sphärischen Gebilde befinden sich nach heutiger Auffassung apolare Lipide (Cholesterinester, Triglyceride) umgeben von einer Einfachschicht aus Phospholipiden, durchsetzt von Proteinen und freiem Cholesterin. Diese Proteine haben hydrophobe und hydrophile

Domänen, binden somit Lipid und vermitteln gleichzeitig Wasserlöslichkeit. Man nennt sie Apolipoproteine oder Apoproteine und bezeichnet die einzelnen für jede Lipoproteinklasse charakteristischen Peptide alphabetisch als Apoprotein A, B, C, D, E etc. oder kurz Apo A, B. Man weiß mittlerweile, daß diese Apoproteine nicht nur Lipide lösen, sondern ganz spezifische Aufgaben im Lipoproteinstoffwechsel übernehmen. So aktivieren z.B. die Apolipoproteine A–I, A–IV, C–I und E das Enzym Lecithin: Cholesterin Acyltransferase, das für die Veresterung von Cholesterin im Plasma verantwortlich ist [5, 7, 30, 34, 35, 37], oder Apo C–II das Enzym Lipoproteinlipase, das Triglyceride und Phospholipide hydrolysiert (als Übersicht siehe [23]). Des weiteren dirigieren Apoproteine als Liganden für Lipoproteinrezeptoren Lipoproteine an ganz definierte Zielorte. So binden Apo B–100 an den Low Density Lipoprotein (LDL)-Rezeptor (als Übersicht siehe [2]), Apo E ebenfalls an den LDL-Rezeptor (Innerarity [13] et al. 1979) und wahrscheinlich auch an einen Apo E Rezeptor [12, 19]. Neuere Arbeiten sprechen dafür, daß High Density Lipoproteine (HDL) über Apo A–I als Ligand an einen HDL Rezeptor gebunden werden können (als Übersicht s. [25]).

In Abbildung 1 wird versucht, den heutigen Stand des Wissens über generelle Lipoproteinstoffwechselwege darzustellen. Dabei wird besonderer Wert auf Einfachheit und Verständlichkeit gelegt unter Vernachlässigung sämtlicher Details und ohne Anspruch auf Vollständigkeit. Es lassen sich 3 Hauptstoffwechselwege definieren.

Erster Weg: (1 in Abb. 1). Die mit der Nahrung aufgenommenen Lipide (exogene Lipide) gelangen hauptsächlich in Form von Chylomikronen ins Plasma und werden innerhalb von Minuten in die Leber irreversibel aufgenommen und dort metabolisiert.

Zweiter Weg: (2 in Abb. 1). Die Leber auf der anderen Seite kann wiederum selbst Lipide synthetisieren (endogene Lipide), die sie in Form von Very Low Density Lipoproteinen (VLDL) ins Plasma sezerniert. Dort wird der größte Teil dieser VLDL auf noch nicht ganz geklärte Weise in Low Density Lipoproteine (LDL) überführt und steht peripheren Zellen als z.B. Cholesterinlieferant zur Verfügung. Man kann sich vorstellen, daß durch Erhöhung dieser LDL ein „Druck“ von Cholesterin zu

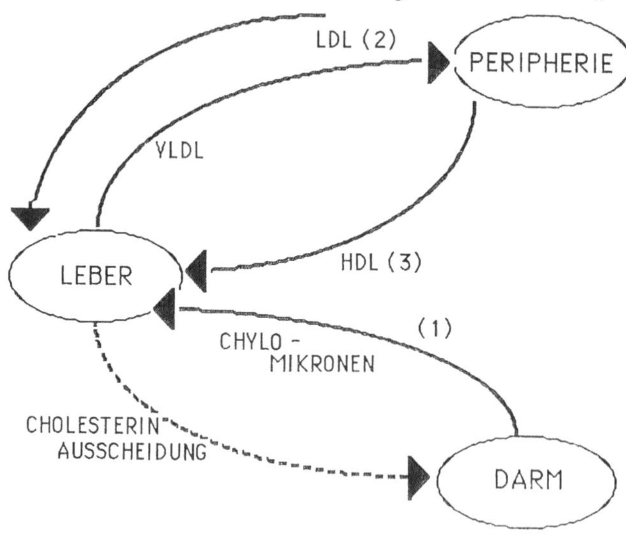

Abb. 1. Schematische Darstellung der Hauptstoffwechselachsen der Lipoproteine. Auf detaillierte Darstellung wurde der Übersicht wegen verzichtet. Weitere Erläuterungen zur Abbildung gibt der Text

peripheren Zellen hin (z. B. auch Gefäßwandzellen) entsteht. Der größte Teil der LDL wird jedoch wieder in der Leber metabolisiert [16, 31].
Dritter Weg: (3 in Abb. 1): Menschliche Körperzellen sind zwar in der Lage, Cholesterin zu synthetisieren, nicht jedoch dazu, dies abzubauen. Sie sind gezwungen, überschüssiges im Stoffwechsel anfallendes Cholesterin zur Leber zurückzutransportieren, wo es hauptsächlich als Gallensäure über den Darm zur Ausscheidung gelangt. Dieser Rücktransport von Cholesterin ("reverse cholesterol transport") zur Ausscheidung durch die Leber wird wahrscheinlich zum großen Teil durch High Density Lipoproteine (HDL) vermittelt, und man kann spekulieren, daß Probanden mit hohem HDL(-Cholesterin) eine hohe Rücktransportkapazität für Cholesterin besitzen. Dies könnte einen möglichen Mechanismus darstellen zur Erklärung des Schutzfaktors HDL gegen Entwicklung von Arteriosklerose [3, 4, 9, 11, 20, 21, 27].

Lipoproteine und Arterioskleroseentstehung

Die Arterioskleroseentwicklung vollzieht sich meist langsam innerhalb von Jahrzehnten in einem Individuum, bleibt lange Zeit symptomlos und wird dann durch Gefäßlumeneinengung und Mangelversorgung der abhängigen Körperpartien symptomatisch. Die Symptomatologie kann sich z. B. am erkrankten Herzkranzgefäß plötzlich durch Aufpfropfung eines Thrombus auf arteriosklerotische Plaques in Form eines Myokardinfarktes äußern. Es gilt also, die sich innerhalb von Dekaden entwickelnde Arteriosklerose zu verhindern oder zumindest zu verlangsamen. Der Mechanismus der Arterioskleroseentstehung ist in Einzelheiten noch nicht völlig geklärt, jedoch wurde die früher postulierte (mechanische) Endothelläsion durch chemisch-biochemische Prozesse ergänzt. Zur Übersicht verweisen wir auf eine kürzlich erschienene Monographie von R. Ross [28], aus dessen Labor wesentliche Beiträge zum Arterioskleroseverständnis stammen.
Heute sind eine ganze Reihe von sog. Risikofaktoren für die Arterioskleroseentwicklung etabliert, von denen Störungen im Lipidstoffwechsel (hohes LDL-Cholesterin, niedriges HDL-Cholesterin) eine herausragende Rolle spielen. Tabelle 1 faßt die wesentlichen Risikofaktoren zusammen.

Tabelle 1. Etablierte Risikofaktoren für die Entwicklung der koronaren Herzkrankheit

Hauptrisikofaktoren:
- Erhöhtes LDL-Cholesterin
- Erhöhter Blutdruck
- Zigarettenrauchen
- Niedriges HDL-Cholesterin

Weitere Risikofaktoren:
- Erhöhte Serum-Triglyceride
- Positive Familienanamnese für koronare Herzkrankheit
- Diabetes mellitus
- Übergewicht
- Bewegungsarmut
- Typ A Persönlichkeit
- Erhöhte Aufnahme gesättigter Fettsäuren

Serumlipidspiegel und koronare Herzkrankheit

Epidemiologische Daten aus Studien der letzten Jahrzehnte lassen wenig Zweifel an der Beziehung zwischen Serumlipid- (hauptsächlich Cholesterin)-Spiegeln, Arteriosklerose und koronarer Herzerkrankung in Form einer ätiologischen Verbindung. Bedeutende Entwicklungen der letzten Jahre auf dem Gebiet des Lipidstoffwechsels haben unser Verständnis über diese Zusammenhänge vermehrt und Wege aufgezeigt, mit diesem Risikofaktor umzugehen. Für die bahnbrechenden Arbeiten am Low Density Lipoprotein Rezeptor erhielten die Professoren Goldstein und Brown 1985 den Nobelpreis, der insgesamt selbst wiederum die Aufmerksamkeit für das Problem Lipide und koronare Herzkrankheit erhöht hat.

Die Analyse mehrerer großangelegter Studien ergab positive Korrelationen zwischen Plasma-Cholesterinspiegeln und koronarem Risiko [10, 14, 15, 26, 32]. In einer prospektiv angelegten Autopsie-Studie konnte diese Korrelation auf die atherogene Wirkung des Serumcholesterins zurückgeführt werden durch den Nachweis einer linearen Beziehung zwischen Serumcholesterinkonzentration und Schwere der Arteriosklerose [29]. Die dominierende cholesterintransportierende Fraktion im Serum, das LDL-Cholesterin, ist dabei für den Zusammenhang hauptsächlich verantwortlich, wie man durch genetische Störungen im LDL-Stoffwechsel und aus einigen Studien, in denen LDL-Cholesterin direkt bestimmt wurde, weiß.

Die Frage nach einer kritischen Höhe des Cholesterinspiegels in Form eines eventuellen Schwellenwertes scheint sich in drei großen Studien zu bestätigen. Bis zu einem Cholesterinwert von 200 mg/dl sind in der Framingham-Studie [14, 15], der Pooling-Project-Studie [26] und einer israelischen prospektiven Studie [10] die koronaren Mortalitätsraten relativ konstant, um sich dann bis zu einem Spiegel von 260 mg/dl bereits zu verdoppeln. Hingegen sprechen Daten aus einer viel größer angelegten Studie [22, 32] gegen einen solchen Schwellenwert. Hier schneiden Serumcholesterinwerte um 150 mg/dl deutlich günstiger ab in bezug auf koronares Risiko als Werte von 200 mg/dl. Gemeinsam aus allen hier erwähnten Studien bleibt jedoch das Resumé, daß sich das Herzinfarktrisiko zwischen 200 und 260 mg/dl verdoppelt und bei 300 mg/dl bereits verdreifacht hat, also bei Werten die leider landläufig noch als normal eingestuft werden.

Synergestischer Effekt der koronaren Risikofaktoren

Die Analysen der großen Studien zeigten weiterhin, daß die koronaren Hauptrisikofaktoren wie Plasmacholesterinspiegel, Rauchen und Bluthochdruck sich addieren und sogar potenzieren können. Solide Daten der Multiple Risk Factor Intervention Trial Studie [22, 32] beweisen die gefährliche Kombination von Rauchen und erhöhtem Serumcholesterin. So liegt z.B. bei einem Cholesterinspiegel von 250 mg/dl bei einem Raucher eine gegenüber dem Nichtraucher um den Faktor 3 erhöhte koronare Mortalität vor. Theoretisch entspricht die Tatsache Rauchen also Serumcholesterinerhöhungen um 50–100 md/dl!

Ähnlich liegen die Probleme, wenn pathologische Cholesterinspiegel mit diastolischen Blutdruckerhöhungen einhergehen. Auch hier erhöht sich das Risiko erheblich mehr als bei hypertensiven Patienten mit niedrigen Cholesterinspiegeln [32]. Die

Gefährlichkeit der Trias Hypercholesterinämie, Hypertonie und Rauchen in einer (Hochrisiko)-Person läßt sich daraus ableiten.

Rechtfertigungen für die Therapie von Fettstoffwechselstörungen

Inzwischen liegen die Ergebnisse mehrerer Studien vor, die zeigen, daß die Reduktion von Serumlipiden mit einer Senkung der koronaren Mortalität einhergeht. Im Lipid Research Clinics Program [17, 18] konnte durch LDL-Cholesterinsenkung mittels Gallesäurebinder um ein Prozent eine Reduktion des koronaren Risikos um etwa zwei Prozent erreicht werden. Blankenhorn und Mitarbeiter [1] konnten durch kombinierte Behandlung mit Gallesäurebinden und Nikotinsäure bei Patienten nach koronarer Bypaßoperation eine Arteriosklerose-Regression gegenüber der nicht behandelten Gruppe nachweisen. Kürzlich konnte in der Helsinki-Heart Study [8] die Wirksamkeit eines Fibrinsäurederivats durch Cholesterin- und Triglyceridsenkung und HDL-Cholesterinsteigerung in der Prävention der koronaren Herzkrankheit gezeigt werden. Somit ist zwischenzeitlich hinreichend Beweis erbracht, daß die Beseitigung bzw. Minderung des Risikofaktors Hyperlipidämie das zuvor damit verbundene Risiko mindert.

Konsequenzen für die Therapie der Hyperlipidämien

Aus dem Ergebnis des Lipid Research Clinics Program [17, 18] haben die amerikanischen Gesundheitsbehörden bereits früh Konsequenzen in Form von Empfehlungen neuer Richtwerte für Cholesterinspiegel gezogen [33]. Diese Richtlinien beziehen sich jedoch nur auf den Cholesterinspiegel. Später hat man auf europäischer Ebene nachgezogen und die Empfehlungen auf Cholesterin- und Triglyceridspiegel ausgedehnt [36]. Hier wurden als generelle Richtlinien *Serumcholesterin- und Serumtriglyceridspiegel unter 200 mg/dl empfohlen!* Abgestuft nach Serum-Lipidparametern werden in 5 Gruppen (A–E) spezielle Therapieanregungen gegeben (Tabelle 2).
Grundlage der Therapien bleibt die diätetische Behandlung, der Einsatz von Medikamenten erfordert die kritische individuelle Risikoabwägung, da mit potentiell neuen Risiken verbunden [24]. Da keine zuverlässigen Schwellenwerte für die etablierten Risikofaktoren existieren, muß sich die Abwägung des individuellen Gesamtrisikos auf mehrere Einzelparameter stützen. Neben Cholesterin, Triglyceriden und HDL-Cholesterin müssen Alter, Geschlecht, sportliche Aktivität, Rauchen, Blutdruck und Familienanamnese berücksichtigt werden, um die wichtigsten zu nennen. Die Synthese aus der Evaluierung der individuellen Risikofaktoren bestimmt dann die Aggressivität der Behandlung im Einzelfall, über deren verschiedene Aspekte die folgenden Beiträge des Kompendiums Auskunft geben.
Ziel bleiben die Richtwerte von Serumcholesterin- und Serumtriglyceridwerten unter 200 mg/dl, auch wenn diese Werte mehr als die Hälfte der Bevölkerung zu therapiebedürftigen Individuen macht. Diese Feststellung unterstreicht andererseits die Gefahr von Cholesterinwerten zwischen 250 und 300 mg/dl, die bisher als Normalwerte unbeachtet blieben und die eine erhebliche Mitschuld am Massenproblem Arteriosklerose in der westlichen Welt tragen.

Tabelle 2. Richtlinien zur Hyperlipidämie-Therapie nach Europäischem Konsens zur Primärprävention der Koronaren Herzerkrankung (nach [6, 36])

	Basisdiagnostik	weitere Risikoevaluierung	Behandlung
A	**Gesamt-cholesterin 200–250 mg/dl** **Triglyceride < 200 mg/dl**	Abschätzen des Gesamtrisikos für eine koronare Herzkrankheit unter Berücksichtigung der Familienanamnese, der Rauchgewohnheiten, der Hypertonie, des Diabetes mellitus, des männlichen Geschlechts, des jüngeren Alters und niedriger HDL-Cholesterinwerte unter 35 mg/dl.	Bei Übergewicht Kalorienreduktion. Bieten Sie Ernährungsberatung an und korrigieren Sie etwaige andere Risikofaktoren.
B	**Gesamt-cholesterin 250–300 mg/dl** **Triglyceride < 200 mg/dl**	Abschätzen des Gesamtrisikos für eine koronare Herzkrankheit unter Berücksichtigung der Familienanamnese, der Rauchgewohnheiten, der Hypertonie, des Diabetes mellitus, des männlichen Geschlechts, des jüngeren Alters und niedriger HDL-Cholesterinwerte unter 35 mg/dl.	Bei Übergewicht Kalorienbeschränkung. Verordnung von fettarmer Kost mit Überprüfung des Effekts und der Compliance. Bleibt das Gesamtcholesterin hoch, kommt ein Lipidsenker in Frage.
C	**Gesamt-cholesterin < 200 mg/dl** **Triglyceride 200–500 mg/dl**	Suche nach den Ursachen der Hypertriglyceridämie wie z. B. Adipositas, exzessiver Alkoholgenuß, Diuretika, Betablocker, Östrogenpräparate, Diabetes mellitus.	Bei Übergewicht Kalorienbeschränkung. Befassen Sie sich, sofern vorhanden, mit den zugrundeliegenden Ursachen. Verschreiben und kontrollieren Sie eine fettsenkende Diät. Überprüfen Sie die Cholesterin- und Triglyceridspiegel.
D	**Gesamt-cholesterin 200–300 mg/dl** **Triglyceride 200–500 mg/dl**	Überprüfen Sie das Gesamtrisiko für die koronare Herzkrankheit wie unter A. Suchen Sie nach zugrundeliegenden Ursachen für die Hypertriglyceridämie wie unter C.	Bei Übergewicht Kalorienbeschränkung. Befassen Sie sich, wenn vorhanden, mit den zugrundeliegenden Ursachen für die Hypertriglyceridämie und gehen Sie vor wie unter A oder B. Verordnen Sie fettsenkende Diät und überprüfen Sie den Effekt. Bleibt die Wirkung auf die Serumlipide inadäquat und ist das Gesamtrisiko für eine koronare Herzkrankheit hoch, sollten Sie den Einsatz von Lipidsenkern erwägen.
E	**Gesamt-cholesterin > 300 mg/dl und/oder Triglyceride > 500 mg/dl**		Erwägen Sie die Einweisung in eine auf Lipidstoffwechselstörungen spezialisierte Klinik oder die Überweisung an einen Spezialisten zur Diagnostik und Therapieeinleitung.

Literatur

1. Blankenhorn DH, Nessim SA, Johnson RL et al (1987) Beneficial effects of combined colestipol-niacin therapy on coronary atherosclerosis and coronary venous bypass grafts. JAMA 257: 3233–3240
2. Brown MS, Goldstein JL (1986) A receptor mediated pathway for cholesterol homeostasis. Science 232: 34–47
3. Carlson LA, Böttiger LE (1985) Risk factors for ischaemic heart disease in men and women: results of the 19-year follow-up of the Stockholm prospective study. Acta Med Scand 218: 207–211
4. Castelli WP, Garrison RJ, Wilson PWF et al (1986) Incidence of coronary heart disease and lipoprotein cholesterol levels: the Framingham study. JAMA 256: 2835–2838
5. Chen CH, Albers JJ (1985) Activation of lecithin: cholesterol acyltransferase by apolipoproteins E–2, E–3 and A–IV isolated from human plasma. Biochim Biophys Acta 836: 279–285
6. Europäischer Konsens zur Primärprävention der KHK (1986). MMW Extrablatt 48: 1–4
7. Fielding CJ, Shore VG, Fielding PE (1972) A protein cofactor of lecithin: cholesterol acyltransferase. Biochem Biophys Res Commun 46: 1493–1498
8. Frick MH, Elo O, Haapa K et al (1987) Helsinki-heart study: primary-prevention trial with gemfibrozil in middle-aged men with dyslipidemia. N Engl J Med 317: 1237–1245
9. Glueck CJ, Fallat RW, Millet F et al (1975) Familial hyperalpha-lipoproteinemia: studies in eighteen kindreds. Metabolism 24: 1243–1265
10. Goldbourt V, Holtzman E, Neufeld HN (1985) Total and high density lipoprotein cholesterol in the serum and risk of mortality: evidence of a threshold effect. Br Med J 290: 1239–1243
11. Gordon T, Castelli WP, Hjortland MC et al (1977) High density lipoprotein as a protective factor against coronary heart disease. Am J Med 62: 707–714
12. Hui D, Brecht WJ, Hall EA et al (1986) Isolation and characterization of the apolipoprotein E receptor from canine and human liver. J Biol Chem 261: 4256–4267
13. Innerarity TL, Pitas RE, Mahley RW (1979) Binding of arginine-rich (E) apoprotein after recombination with phospholipid vesicles to the low density lipoprotein receptors of fibroblasts. J Biol Chem 254: 4186–4190
14. Kannel WB, Castelli WP, Gordon T et al (1971) Serum cholesterol, lipoproteins, and risk of coronary heart disease: the Framingham study. Ann Intern Med 74: 1–12
15. Kannel WB, Castelli WP, Gordon T (1979) Cholesterol in the prediction of atherosclerotic disease: new perspectives based on the Framingham study. Ann Intern Med 90: 85–91
16. Kovanen PT, Bilheimer DW, Goldstein JL et al (1981) Regulatory role for hepatic low density lipoprotein receptors in vivo in the dog. Proc Natl Acad Sci USA 78: 1194–1198
17. Lipid Research Clinics Program (1984a) The lipid research clinics coronary primary prevention trial results. I. Reduction in incidence of coronary heart disease. JAMA 251: 351–364
18. Lipid Research Clinics Program (1984b) The lipid research clinics coronary primary prevention trial results. II. The relationship of reduction in incidence of coronary heart disease to cholesterol lowering. JAMA 251: 365–374
19. Mahley, RW, Hui DY, Innerarity TL, Weisgraber KH (1981) Two independent lipoprotein receptors on hepatic membranes of dog, swine, and man. Apo B,E and apo E receptors. J Clin Invest 68: 1197–1206
20. Miller GJ, Miller NE (1975) Plasma-high-density-lipoprotein concentration and development of ischaemic heart-disease. Lancet 1: 16–19
21. Miller NE, Forde OH, Thelle DS, Mjos OD (1977) The Tromso heart-study: high-density lipoprotein and coronary heart-disease: a prospective casecontrol study. Lancet 1: 965–967
22. Multiple Risk Faktor Intervention Trial Group (1982) Multiple risk factor intervention trial: risk factor changes and morbidity results. JAMA 248: 1465–1467
23. Nielsson-Ehle P, Garfinkel AS, Schotz MC (1980) Lipolytic enzymes and plasma lipoprotein metabolism. Am Rev Biochem 49: 667–693
24. Oliver MF (1982) Risks of correcting the risks of coronary disease and stroke with drugs. N Engl J Med 306: 297–298
25. Phillips MC, Johnson WJ, Rothblat GH (1987) Mechanisms and consequences of cellular cholesterol exchange and transfer. Biochim Biophys Acta 906: 223–276

26. Relationship of blood pressure, serum cholesterol, smoking habit, relative weight and ECG abnormalities to incidence of major coronary events: final report of the pooling project research group (1978). J Chronic Dis 31: 201–306
27. Rhoads GG, Gulbrandsen CL, Kagan A (1976) Serum lipoproteins and coronary heart disease in a population study of Hawaii Japanese men. N Engl J Med 294: 293–298
28. Ross R (1986) The pathogenesis of atherosclerosis – an update. N Engl J Med 314: 488–500
29. Solberg LA, Strong JP (1983) Risk factors and athersclerotic lesions: a review of autopsy studies. Arteriosclerosis 3: 187–198
30. Soutar AK, Garner CW, Baker HN et al (1975) Effect of the human plasma apolipoproteins and phosphatidylcholine acyl donor on the activity of lecithin: cholesterol acyltransferase. Biochemistry 14: 3057–3064
31. Spady DK, Bilheimer DW, Dietschy JM (1983) Rates of receptor-dependent and -independent low density lipoprotein uptake in the hamster. Proc Natl Acad Sci USA 80: 3499–3503
32. Stamler J, Wentworth D, Neaton J (1986) Is the relationship between serum cholesterol and risk of death from coronary heart disease continuous or graded? JAMA 256: 2823–2828
33. Steinberg D, NIH Consensus Development Panel (1985) Lowering blood cholesterol to prevent heart disease. JAMA 253: 2080–2086
34. Steinmetz A, Utermann G (1985) Activation of lecithin: cholesterol acyltransferase by human apolipoprotein A–IV. J Biol Chem 260: 2258–2264
35. Steinmetz A, Kaffarnik H, Utermann G (1985) Activation of phosphatidylcholine-sterol acyltransferase by human apolipoprotein E isoforms. Eur J Biochem 152: 747–751
36. Strategies for the prevention of coronary heart disease (1987) A policy statement for the European Atherosclerosis Society. Eur Heart J 8: 77–88
37. Zorich N, Jonas A, Pownall HJ (1985) Activation of lecithin cholesterol acyltransferase by human apolipoprotein E in discoidal complexes with lipids. J Biol Chem 260: 8831–8837

Diätetische Behandlung der Hyperlipoproteinämien

G. Wolfram

Einleitung

Die Ernährungstherapie ist die *Grundlage* der *Behandlung* von *Hyperlipoproteinämien.* Es besteht kein Zweifel daran, daß die Zusammensetzung und die Menge der aufgenommenen Nahrung die Konzentrationen der Lipide im Serum des Gesunden beeinflussen. Bei Patienten mit angeborenen Lipoproteinstoffwechselstörungen werden durch eine ungünstige Ernährung die unterschiedlichen, aber charakteristischen Veränderungen des Lipoproteinmusters im Serum noch verstärkt.

Regulation und Metabolismus

Über den Darm aufgenommene Triglyceride und Cholesterin vermischen sich mit Triglyceriden und Cholesterin aus der körpereigenen Synthese und treten mit diesen in Wechselwirkungen. Für den Komplex *Nahrungs-Cholesterin* und endogene Cholesterinsynthese bestehen auf drei Ebenen Regulationsmöglichkeiten. Eine erhöhte Zufuhr von Cholesterin mit der Nahrung geht mit einer verminderten Resorptionsquote für Cholesterin im Darm einher. Eine cholesterinreiche Ernährung führt zu einer verminderten Aktivität des Apolipoprotein B/E-Rezeptors und damit zu einer geringeren Aufnahme von LDL-Cholesterin aus dem Plasma in die Zelle mit der Folge eines Anstiegs der Cholesterin-Konzentration im Plasma. Dieser Zusammenhang kann an der Aktivität des LDL-Rezeptors in mononukleären Blutzellen elegant nachgewiesen werden [19]. Die Aktivität des LDL-Rezeptors nimmt außerdem mit zunehmendem Lebensalter ab und zwar bei Gesunden wie auch bei Patienten mit familiärer Hypercholesterinämie (Abb. 1), so daß mit dem Lebensalter die Cholesterin-Konzentration im Plasma ansteigt [18]. Auf der Ebene der HMG-CoA-Reduktase, des Schlüsselenzyms der Cholesterin-Synthese in der Zelle, bewirkt ein erhöhtes Angebot an Cholesterin mit der Nahrung eine Hemmung der körpereigenen Synthese von Cholesterin [19]. Nicht alle Gesunden können eine erhöhte Zufuhr entsprechend kompensieren. Die Heterogenität der Cholesterin-Homöostase beim Gesunden wurde wiederholt beschrieben [1, 17].
Insgesamt führt eine erhöhte Cholesterinzufuhr, die in der Praxis gleichbedeutend ist mit einer erhöhten Fettzufuhr, zu einem Anstieg der Cholesterin-Konzentration im Plasma. Bei angeborenen Defekten am LDL-Rezeptor ist dieser ernährungsbedingte Anstieg verstärkt. Bei der homozygoten Form der familiären Hypercholesterinämie

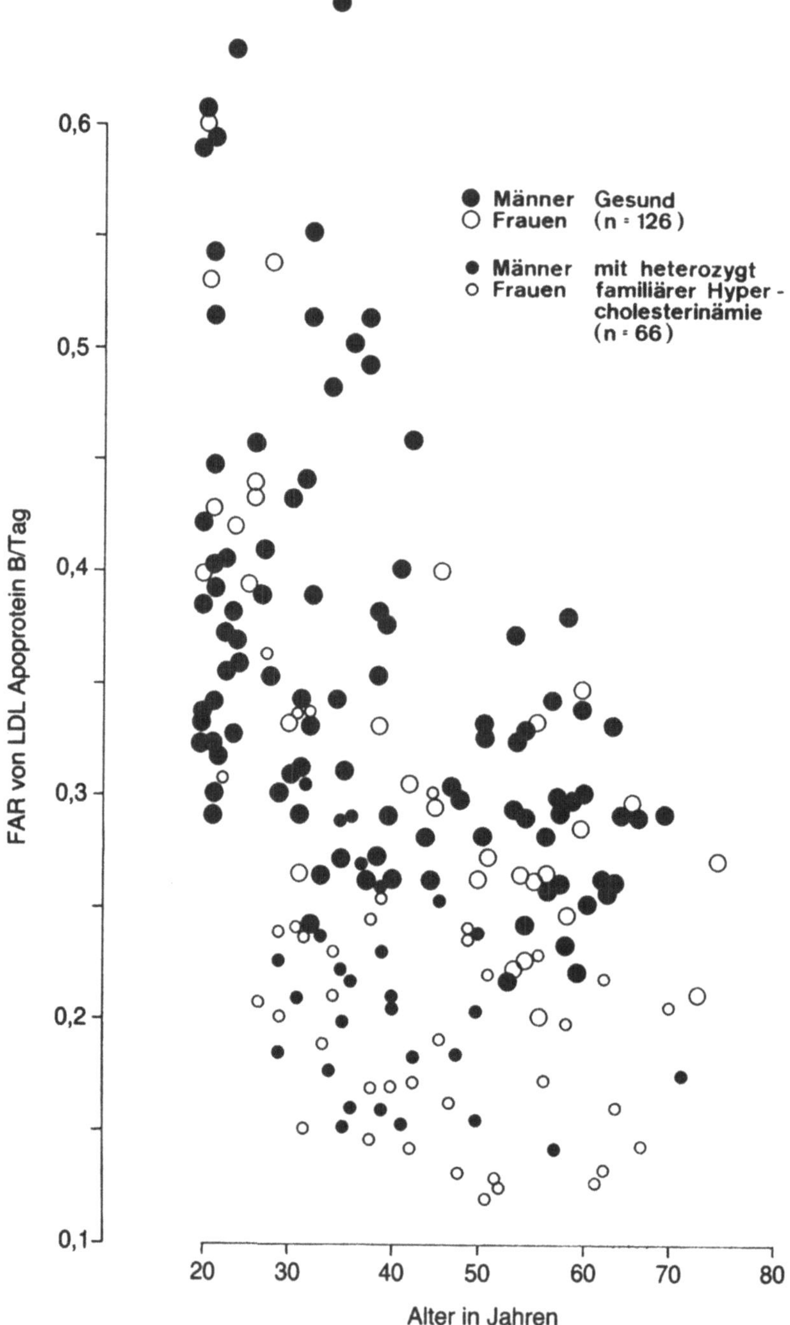

Abb. 1. Fraktionelle Abbaurate (FAR) von LDL-Apolipoprotein B in Abhängigkeit vom Lebensalter beim Gesunden und bei Patienten, die an heterozygot-familiärer Hypercholesterinämie erkrankt sind [18]

besteht ein Rezeptormangel, der einen Einfluß der Nahrungsfette auf das Cholesterin im Plasma im günstigen wie im ungünstigen Sinn weitgehend verhindert.
Fett aus der Nahrung gelangt in Form von Chylomikronen ins Blut. Diese *exogenen Triglyceride* werden im Plasma durch die Lipoproteinlipase gespalten und die freien Fettsäuren von den Organen aufgenommen. Als Restpartikel bleiben sogenannte Chylomikronen-Remnants, die das Nahrungs-Cholesterin direkt zur Leber transportieren und über den Apo E-Rezeptor in die Leber aufgenommen werden. Kohlenhydrate oder Alkohol werden bei erhöhter Zufuhr mit der Nahrung in der Leber in Triglyceride umgewandelt. Diese *endogenen Triglyceride* führen bei einer Zufuhr von mehr als 7 g Kohlenhydraten pro kg Körpergewicht und Tag auch beim Gesunden zu einem Anstieg der Plasma-Triglyceride in den VLDL [13, 21]. Exogene und endogene Triglyceride werden im Plasma durch das Lipoprotein-Lipase-System gespalten.
Die freigesetzten Fettsäuren dienen den Organen als Energieträger oder werden erneut verestert. Als Restpartikel entstehen im Plasma die LDL, die über den B/E-Rezeptor in die Zellen aufgenommen werden. Die Aktivität dieser Lipoprotein-Lipase nimmt mit zunehmendem Lebensalter ab [8]. Der Abbau von Triglyceriden im Plasma ist verlangsamt und die Konzentration der Triglyceride steigt an. Eine insgesamt positive Energiebilanz mit der Ausbildung von Fettsucht führt auch zu einer Vermehrung von Triglyceriden im Plasma und zu einem Anstieg der Konzentration von Cholesterin.
Diese für den gesunden Menschen gültigen Zusammenhänge kommen natürlich bei Patienten mit einer Störung des Lipoproteinstoffwechsels verstärkt zum Tragen, das heißt, je nach der Lokalisation des Defektes ist mit einer überschießenden Reaktion gemäß den bisher skizzierten Zusammenhängen zwischen Nahrung und Serum-Lipiden zu rechnen.

Klassifikation und Behandlung

Die Einteilung der *Hyperlipoproteinämien* nach Fredrickson beschreibt 5 verschiedene Typen. Wir wissen heute, daß diese Phänotypen, das heißt die Konstellation der Lipoprotien-Fraktionen im Plasma aufgrund des Lipoproteinmusters in der Lipoprotein-Elektrophorese, von unterschiedlichen Genotypen, das heißt genetisch determinierten Störungen des Lipoprotein-Stoffwechsels, verursacht werden [27]. Diese Genotypen manifestieren sich als wechselnde Phänotypen nach Fredrickson und werden unter dem Einfluß der Ernährung oder durch Arzneimittel weiter verändert. Aus diesen Gründen ist es für die Ernährungstherapie ausreichend, den Phänotyp nach Fredrickson, also eine Erhöhung des Cholesterins oder der Triglyceride oder eine Erhöhung dieser beiden Lipid-Fraktionen im Plasma, als Indikation für die Ernährungstherapie und auch als Erfolgsparameter zu benutzen. Deshalb beziehen sich die nun folgenden Ausführungen zunächst auf Diätmaßnahmen bei Hypercholesterinämie und dann bei Hypertriglyceridämie. Liegt eine gemischte Hyperlipidämie mit einer Erhöhung beider Lipid-Fraktionen vor, müssen diese Diätmaßnahmen kombiniert werden.

Hypercholesterinämie

Bei der Behandlung einer *Hypercholesterinämie* gelten als wichtigste Diätmaßnahmen die Verminderung des Nahrungs-Cholesterins und die Verminderung der Fettmenge in der Nahrung [22]. Zusätzlich kann durch eine Änderung der Zusammensetzung des Nahrungsfettes im Sinne einer Erhöhung des Anteils mehrfach ungesättigter Fettsäuren und einer Verminderung der langkettigen gesättigten Fettsäuren eine Senkung der erhöhten Cholesterinkonzentrationen erreicht werden. Zielgröße ist dabei eine Senkung des LDL-Cholesterins.
Pro Tag werden im Körper des Gesunden etwa 1000 mg Cholesterin synthetisiert und mit der Nahrung etwa 500 mg Cholesterin zugeführt. Davon werden etwa 200 mg resorbiert. Durch eine Verminderung der exogenen Cholesterinzufuhr auf 300 mg pro Tag wird die Cholesterinkonzentration im Serum um etwa 10 mg/dl gesenkt [2, 16]. Dieser Abfall ist nicht sehr groß, er muß jedoch im Zusammenhang mit der zusätzlichen Wirkung einer Verminderung der Gesamtfettzufuhr gesehen werden. Wie aus der Abbildung 1 zu entnehmen ist, kann die Aktivität des LDL-Rezeptors innerhalb der Gruppe der Gesunden und der Patienten sehr unterschiedlich sein. Dementsprechend gibt es von Mensch zu Mensch unterschiedlich starke Reaktionen auf eine cholesterin- und fettarme Diät [1, 17].
Für den Einfluß von Menge und Art der Nahrungsfette und des Nahrungs-Cholesterins auf die Cholesterin-Konzentration im Plasma gilt aufgrund zahlreicher experimenteller Ergebnisse vieler Arbeitsgruppen in aller Welt seit vielen Jahren die Formel nach Keys [10]. Demnach wirken die langkettigen gesättigten Fettsäuren doppelt so stark anhebend auf die Cholesterinkonzentration im Plasma wie die mehrfach ungesättigten Fettsäuren senkend wirken [5]. Auf die praktische Diätetik übertragen bedeutet dies, daß man 2 g Linolsäure essen muß, um die Wirkung von 1 g langkettigen gesättigten Fettsäuren auszugleichen. Da die doppelte Menge Linolsäure aber die Energiebilanz belasten würde, ist es wichtiger und richtiger, die Zufuhr von langkettigen gesättigten Fettsäuren (S) zu senken und einen Teil duch mehrfach ungesättigte Fettsäuren (P) zu ersetzen. In unserer üblichen Nahrung liegt das Verhältnis P/S bei 0,3. Für einen Patienten mit Hypercholesterinämie ist ein P/S-Quotient von etwa 1,0 erwünscht [26]. Gleichzeitig sollte die Gesamtfettzufuhr von zur Zeit 40% auf 30% der Energie abgesenkt werden [12, 25] (Tabelle 1). Diese Maßnahmen bewirken eine weitere Senkung der Cholesterin-Konzentration beim Gesunden um 30–40 mg/dl, bei Patienten mit Hypercholesterinämie noch mehr.

Tabelle 1. Die wichtigsten Quellen von gesättigten Fetten und von Cholesterin in der Nahrung [22]

a		b	
Fleischwaren	36%	Eier	30%
Fleisch	22%	Fleisch	25%
Butter	13%	Fleischwaren	18%
Käse	8%	Butter	7%
	~ 80%		~ 80%

a Quellen gesättigter Nahrungsfette
b Quellen von Nahrungscholesterin
Heidelberg-Studie (20–40jähr. Männer)

Eine wichtige Rolle für die Senkung erhöhter Cholesterin-Konzentrationen spielt das Körpergewicht. Bei einer erhöhten Körperfettmasse ist die Cholesterin-Synthese vermehrt und meistens auch die Cholesterinzufuhr mit der Nahrung erhöht. Durch eine negative Energiebilanz werden diese Verhältnisse umgekehrt, und es kommt zu einer deutlicheren Absenkung der Konzentration des LDL-Cholesterins. Gewichtsabnahme verstärkt also die Wirksamkeit der vorher besprochenen Maßnahmen der Fettreduktion und Fettmodifikation [12].
Ausgesprochen günstige Nahrungsbestandteile sind die Ballaststoffe. Zwar konnte nur für Guar und für Pektin gezeigt werden, daß mit Mengen von allerdings 10–15 g pro Tag eine Senkung der Cholesterinkonzentration, z. B. durch Ionenaustauscher-Qualität und vermehrte Ausscheidung von Gallensäuren, erreicht werden kann, dennoch wirkt eine ballaststoffreiche Ernährung, wahrscheinlich über eine geringere Energiedichte, senkend auf die Cholesterinkonzentration im Serum. Neben den günstigen Wirkungen einer Verminderung der Fettzufuhr und einer Fettmodifikation steht in der Praxis auch die günstige Wirkung einer ballaststoffreichen Kost [15] (Abb. 2). Bei Bevorzugung von Lebensmitteln pflanzlicher Herkunft wird man trotz geringerer Energiedichte schneller satt und nimmt gleichzeitig weniger Fett auf.
HDL-Cholesterin ist ein Schutzfaktor gegen die frühzeitige Atherogenese. Ein hohes LDL-Cholesterin geht sehr häufig mit einem erniedrigten HDL-Cholesterin einher. Als Gegenmaßnahmen sind erhöhte körperliche Aktivität, Gewichtsreduktion und Alkohol zu diskutieren. Alkoholzufuhr geht mit einem Anstieg der Triglyceride und mit einem mäßigen Anstieg des HDL-Cholesterins einher. Die Experten sind sich aber heute darüber einig, daß der Anstieg von HDL-Cholesterin nach Alkohol zu gering ist und mit deutlichen Nachteilen für den Triglyceridspiegel und für die Leber erkauft wird [7]. Eine erhöhte körperliche Aktivität führt zwar auch zum Anstieg des HDL-Cholesterins, die dafür notwendigen Anstrengungen übersteigen sehr oft die körperliche Leistungsfähigkeit der Patienten mit Hyperlipidämie im mittleren Lebensalter, die häufig bereits Veränderungen an den Koronararterien haben [14]. Deshalb ist eine der Leistungsfähigkeit angepaßte körperliche Aktivierung ratsam,

Diät	A	B	C	D
Gesamt-Protein %	14	14	14	14
Veget.-Protein %	5	5	7	7
Fett %	40	27	27	40
P/S	0,3	1	1	1
Cholesterin mg	617	245	252	245
Kohlenhydrate %	46	59	59	47
Ballaststoffe g	19	20	55	43

Gesunde Männer (n = 12) 5 Wochen lang

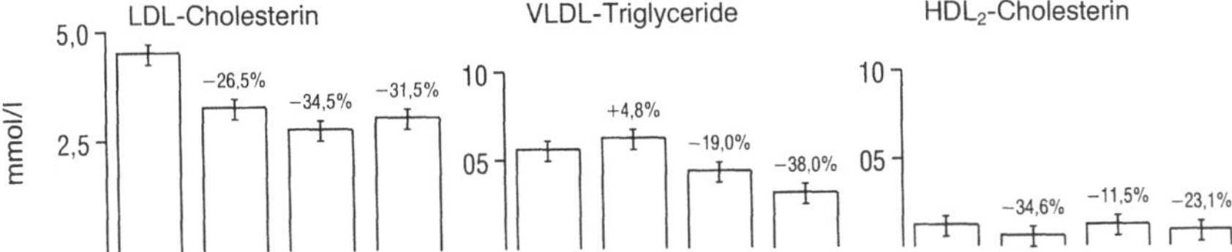

Abb. 2. Änderungen der Konzentrationen von LDL-Cholesterin, VLD-Triglyceriden und HDL2-Cholesterin in Abhängigkeit von verschiedenen ballaststoffarmen und ballaststoffreichen Diäten (A–D) [15]

Kontrollparameter kann jedoch nicht das HDL-Cholesterin sondern müssen Kreislaufgrößen sein. So bleibt als letzte diätetische Maßnahme zu einer Anhebung des HDL-Cholesterins eine Senkung des Körpergewichts. Die überwiegende Mehrzahl der Patienten mit Fettstoffwechselstörungen hat bereits im mittleren Lebensalter ein Körpergewicht, welches das BROCA-Gewicht deutlich übersteigt. In zahlreichen Studien ist bewiesen, daß bereits eine Senkung des Körpergewichts um wenige Kilogramm das HDL-Cholesterin ansteigen läßt [23].

Hypertriglyceridämie

Eine *Hypertriglyceridämie* durch Vermehrung exogener Triglyceride in Form von Chylomikronen kommt sehr selten vor, am häufigsten ist ein massiver Alkoholabusus die Ursache. Alkoholkarenz und Gewichtsabnahme sind, außer bei Typ I nach Fredrickson, die wirksamen Gegenmaßnahmen. Wichtiger sind die endogenen Hypertriglyceridämien, die als isolierlte Störung oder bei kombinierter Hyperlipidämie gemeinsam mit einer Hypercholesterinämie zu finden sind. Als wichtigste ernährungsbedingte Störfaktoren sind zu nennen: Fettsucht, der Alkohol- und der Zuckerkonsum.

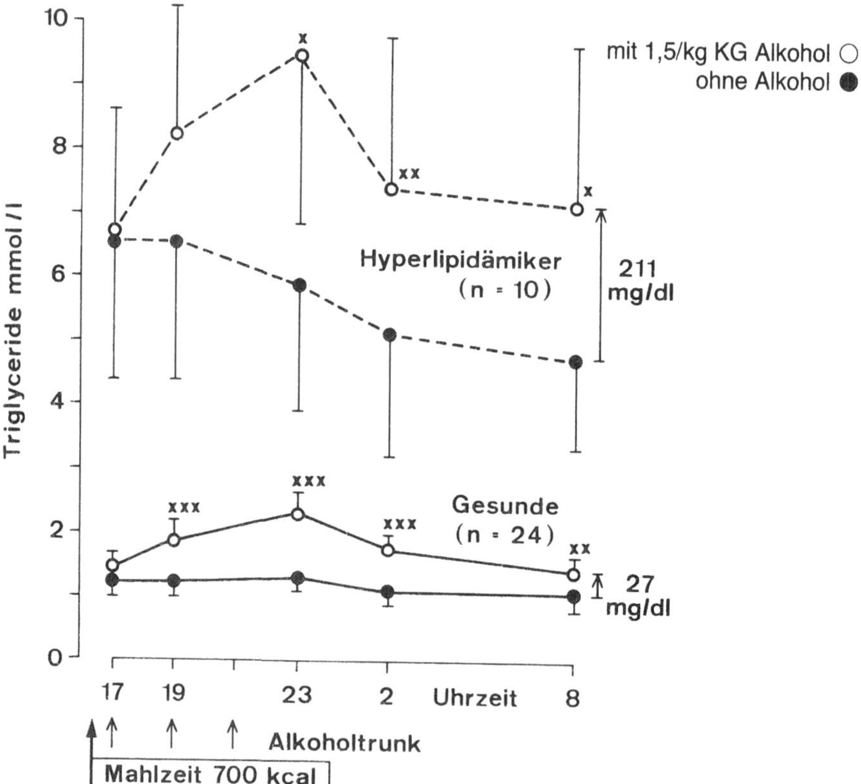

Abb. 3. Anstieg der Triglyceridkonzentrationen im Nüchternserum nach Zufuhr von Alkohol am Vorabend bei Gesunden und bei Patienten mit einer Hyperlipidämie [24]

Noch mehr als bei der Hypercholesterinämie spielt bei der Hypertriglyceridämie die Fettsucht eine begünstigende Rolle. Als wichtigstes Ziel ist deshalb die Senkung eines zu hohen Körpergewichts anzustreben, um dann mit gezielten Diätmaßnahmen erfolgreich eingreifen zu können [12]. Durch Alkohol wird die Synthese von Triglyceriden in der Leber vermehrt, und bei höheren Alkoholspiegeln im Blut auch der Abbau der Triglyceride im Plasma gehemmt [9, 24]. Deshalb ist der Alkoholkonsum bei Hypertriglyceridämie in jedem Fall einzuschränken oder bei Patienten, die sich nicht mit geringen Mengen Alkohol als Genußmittel zufrieden geben können, ganz zu verbieten. Alkohol bewirkt bei gesunden Personen und bei Patienten mit einer Hypertriglyceridämie einen unterschiedlich großen Anstieg der Triglyceride [24] (Abb. 3). Haushaltszucker führt wegen seines Gehalts an Fructose zu einer beschleunigten Bildung von Triglyceriden in der Leber. Die Auswirkungen auf die Triglyceride im Plasma sind nicht sehr stark ausgeprägt, dennoch sollte man bei Patienten mit Hypertriglyceridämie auch aus diesem Grund den Zuckerkonsum zugunsten stärkehaltiger, ballaststoffreicher Lebensmittel pflanzlicher Herkunft vermindern. Da Patienten mit einer Hypertriglyceridämie häufig auch eine pathologische Glukosetoleranz haben, bietet sich hier eine Diabetes-Diät an.

Aus Seefischen gewonnene Öle enthalten ω3-Fettsäuren, speziell Eicosapentaensäure (EPA), die in gleicher Weise, wie die ω6-Fettsäuren mit Linolsäure als wichtigster Vertreterin, die Cholesterinkonzentration im Plasma senken. Auf die Triglyceride hat die EPA jedoch eine stärker senkende Wirkung. Nach den bisherigen

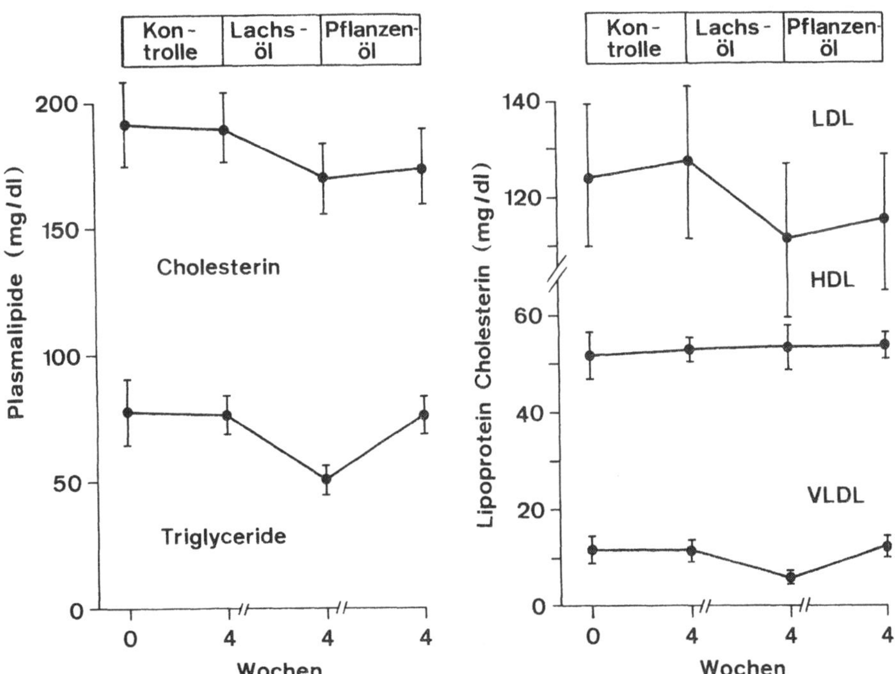

Abb. 4. Einfluß von Fischöl (ω3-Fettsäuren) oder Pflanzenöl (ω6-Fettsäuren) (Fettgehalt der Ernährung jeweils 40 Energie% mit 500 mg Cholesterin pro Tag) auf die Plasmalipide und das Lipoprotein-Cholesterin [3]

Untersuchungen ist für diese Wirkung jedoch eine Menge von mindestens 5 bis 10 g EPA, das entspricht etwa der doppelten Menge an Fischölkonzentrat, notwendig (Abb. 4). Nach neueren Untersuchungen an Patienten mit Hypertriglyceridämie geht die Senkung der Triglyceride mit einem Anstieg des LDL-Cholesterins einher [4]. Es wird von weiteren Untersuchungen abhängen, ob dieses Konzept zur Senkung erhöhter Triglyceride in der Praxis umsetzbar wird. Die günstige Wirkung von ω3-Fettsäuren gegen eine frühzeitige Atherogenese bleibt jedoch nicht auf die Senkung erhöhter Lipidwerte beschränkt. Die beim Menschen aus (ω-3) EPA gebildeten Prostaglandine, z. B. Thromboxan A3 und Prostacyclin I3, haben auf die Thrombozyten einen günstigeren Einfluß als die aus (ω-6) Arachidonsäure (Eicosatetraensäure) gebildeten Thromboxan A2 und Prostacyclin I2 [20]. Darüberhinaus gibt es Hinweise dafür, daß durch EPA die Adhäsion von mononukleären Zellen, die zur Umwandlung in Schaumzellen befähigt sind, an der Gefäßwand verringert wird [6]. Auch dieser Mechanismus spielt bei der Atheromentstehung eine wichtige Rolle.

Diät-Konzepte

Wie läßt sich nun das *Diät-Konzept* mit einfachen Maßnahmen *in der Praxis* verwirklichen? (Abb. 5) Der Patient mit Hypercholesterinämie muß bei den Lebensmitteln tierischer Herkunft deutliche Abstriche machen und vor allem das für ihn sichtbare Fett wegschneiden oder die erfahrungsgemäß mit einer großen Menge unsichtbaren Fettes belasteten Lebensmittel weglassen. Fettes Fleisch und fette Wurst, Butter, fetter Käse, Rahm, sind zu meiden. Dafür können mageres Fleisch ohne sichtbares Fett, z. B. Schwein, Rind, Kalb, Huhn (ohne Haut), magerer Fisch und anstelle von Wurstwaren magerer Schinken oder magerer kalter Braten verwendet werden. Als Streich- und Kochfett bieten sich Margarine oder Öle mit einem hohen Anteil an Linolsäure an. Diese Maßnahmen führen auch zu einer Verringerung der Cholesterinzufuhr, die aber durch das Meiden von Innereien und eine sparsame Verwendung von Eigelb beim Kochen noch weiter vermindert werden muß. Auch Schokolade, Pralinen, Marzipan sind ungünstig. Lebensmittel pflanzlichen Ursprungs wie Kartoffeln, Gemüse, Salate, Obst und vor allem Vollkornprodukte sollen bevorzugte Energieträger in der Ernährung des Patienten werden. Eine Normalisierung des Körpergewichts verstärkt die Wirksamkeit dieser Diät.

Zur Behandlung der *Hypertriglyceridämie* gilt es, zunächst das Körpergewicht zu normalisieren und bei alkoholischen Getränken eine hohe, teure Qualität der Quantität vorzuziehen. An die Stelle des „Alkoholkonsumenten“ muß ein selten „Genießender“ treten, sonst muß Alkohol vollständig verboten werden. Zucker, zuckerhaltige Getränke und Süßigkeiten sollten durch stärkehaltige, ballaststoffreiche Lebensmittel wie Obst und Gemüse bzw. süßstoffhaltige Getränke ersetzt werden.

Diät bedeutet immer einen Kompromiß zwischen der optimalen Ernährung, die meist nicht sehr lange eingehalten werden kann, und den realen Möglichkeiten des Patienten, die von seinen Lebensumständen und von seiner Disziplin begrenzt werden. Die erfolgreiche Anwerbung von Bundesgenossen, z. B. der Köchin, der anderen Familienmitglieder und der Arbeitskollegen, ist sehr hilfreich. Wichtiger als die optimale Diät ist eine *praktikable Diät*, die über viele Jahre durchgehalten werden kann und grobe Ernährungsfehler vermeidet.

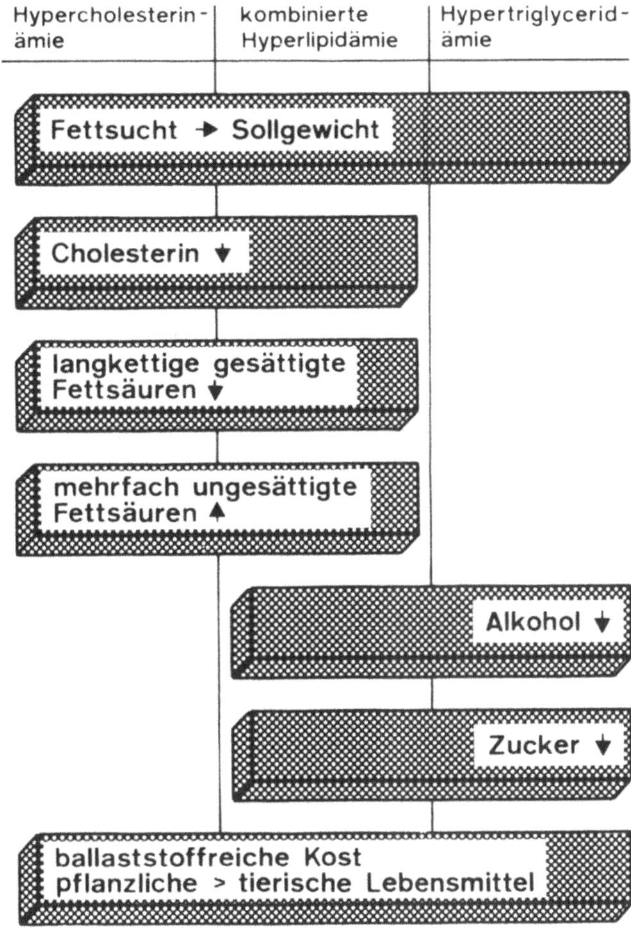

Abb. 5. Wirksamkeit verschiedener Diätmaßnahmen bei Hypercholesterinämie und bei Hypertriglyceridämie

Literatur

1. Beynen AC, Katan MB, van Zutphen FM (1985) Individuelle Unterschiede der Serumcholesterinreaktion auf Änderungen der Ernährungsform. Ernähr-Umsch 32: 356–360
2. Connor WE, Witiak DT, Stone DB, Armstrong ML (1969) Cholesterol balance and fecal neutral steroid and bile acid excretion in normal men fed dietary fats of different fatty acid composition. J clin Invest 48: 1363–1375
3. Goodnight SH, Harris WS, Connor WE, Illingworth DR (1982) Polyunsaturated fatty acids, hyperlipidemia and thrombosis. Arteriosclerosis 2: 87–113
4. Harris WS, Dujovne CA, Zucker ML, Johnson BE (1987) Fish oil Supplements raise low density lipoprotein cholesterol levels in hypertriglyceridemic patients. Circulation 76: Supp. IV 168
5. Hegsted DM, McGandy RD, Myers ML, Stare FJ (1965) Quantitative effects of dietary fat on serum cholesterol in man. A J Clin Nutr 17: 281–295
6. Hoover RL, Karnovsky MJ, Austen KF, Corey E, Lewis RA (1984) Leukotriene B4 action on endothelium mediates augmented neutrophil/endothelial adhesion. Proc Natl Acad Sci USA 81: 2191–2193

7. Hulley S, Ashman P, Kuller L, Lasser N, Sherwin R (1979) HDL-Cholesterol levels in the multiple risk factor intervention trial (MRFIT). By the MRFIT research group. Lipids 14: 119–125
8. Huttunen JK, Ehnholm C, Kekki M, Nikkilä EA (1976) Postheparin plasma lipoprotein lipase and hepatic lipase in normal subjects and in patients with hypertriglyceridaemia: correlations to sex, age and various parameters of triglyceride metabolism. Clin Sci molec Med 50: 249–260
9. Kaffarnik H, Schneider J (1976) Die äthanolinduzierte Hyperlipoproteinämie der stoffwechselgesunden Menschen. Klin Wochenschr 54: 747–754
10. Keys A, Anderson JT, Grande S (1965) Serum cholesterol response to changes in the diet. IV. Particular saturated fatty acids in the diet. Metabolism 14: 776–787
11. Kreisberg RA, Kasim S (1987) Cholesterol metabolism and aging. Am J Med 82: Suppl 1 B, 54–60
12. Leeharthaepin B, Woodhill JM, Palmer AJ, Blacket RB (1974) Obesity diet, and Type II Hyperlipidemia. Lancet II: 1217–1221
13. Lees RS, Fredrickson DS (1965) Carbohydrate induction of hyperlipemia in normal man. Clin Res 13: 327
14. Lehtonen A, Viikari J (1978) Serum triglycerides and cholesterol and serum high density lipoprotein cholesterol in highly physically active men. Acta med Scand 204: 111–114
15. Lewis B, Katan M, Merkx I, Miller NE, Hammett F, Kay RM, Nobels A, Swan AV (1981) Towards an improved lipid-lowering diet: Additive effects of changes in nutrient intake. Lancet II: 1310–1313
16. Mattson FH, Erickson BA, Kligman AM (1972) Effect of dietary cholesterol on serum cholesterol in man. Amer J Clin Nutr 25: 589–594
17. McNamara D, Kolb R, Parker DS, Batwin H, Samuel P, Brown CD, Ahrens EH (1987) Heterogeneity of cholesterol homeostasis in man. J Clin Invest 79: 1729–1739
18. Miller NE (1984) Why does plasma low density lipoprotein concentration in adults increase with age? Lancet I: 263–267
19. Mistry P, Miller E, Laker E, Hazzard WR, Lewis B (1981) Individual variation on plasma lipoproteins and cellular cholesterol homeostasis in man. J Clin Invest 67: 493–502
20. Needleman P, Raz A, Minkes MS et al (1979) Triene prostaglandins: prostacyclin and thromboxane biosynthesis and unique biologic properties. Proc Natl Acad Sci USA 76: 944–948
21. Schlierf G, Reinheimer W, Stossberg V (1971) Diurnal patterns of plasma triglycerides and free fatty acids in normal subjects and in patients with endogenous (Type IV) hyperlipoproteinemia. Nutr Metabol 13: 80–91
22. Schlierf G, Wolfram G (1977) Bedeutung des Fettes als krankmachender Faktor in der Ernährung. Internist 18: 480–484
23. Streja DA, Boyko E, Rabkin SW (1980) Changes in plasma high-density lipoprotein cholesterol concentration after weight reduction in grossly obese subjects. Brit Med J 281: 770–772
24. Taskinen MR, Nikkilä E (1977) Nocturnal hypertriglyceridemia and hyperinsulinaemia following moderate evening intake of alcohol. Acta Med Scand 202: 173–177
25. Wolfram G (1981) Ernährungstherapie der Hyperlipidämien. Akt Endokrin 2: 7–15
26. Wolfram G (1987) Metabolische Wirkungen linolsäurereicher Kost. Akt Ernähr 12: 11–19
27. Wolfram G (1985) Hyperlipoproteinämien in: Stoffwechselkrankheiten, Hrsg. Mehnert H, Thieme Verlag Stuttgart

Nichtresorbierbare Lipidsenker: Wirkungsmechanismus und Anwendung

J. Schneider

Einleitung

Je niedriger die Cholesteringrenzwerte angesetzt werden müssen, sei es bei der Behandlungsindikation, sei es bei den Therapiezielen, umso mehr Patienten mit mittelschwerer und schwerer Hypercholesterinämie müssen umso strikter und invasiver behandelt werden. Dies bedeutet, daß die Medikamentengruppe mit dem z.Z. besten cholesterinsenkenden Effekt in ihrer Indikation ausgeweitet werden wird. Solche Medikamente sind in erster Linie die Anionenaustauscher.

Pharmakologie und physiologische Grundlagen

Unter nichtresorbierbaren Lipidsenkern verstehen wir die Anionenaustauscher und das Sitosterin, im weiteren Sinne gehören die Ballaststoffe dazu, die auch in Form von pharmazeutischen Präparaten eingesetzt werden.
Zwei auf dem Markt befindliche Substanzen sind Anionenaustauscher: die ältere ist das Cholestyramin, die jüngere das Colestipol. Beide sind hochpolymer, ihre Molekulargewichte gehen in die Millionen. Im Magen und Intestinum werden sie nicht zerkleinert, sie können daher die Darmwand nicht passieren und nicht in den Kreislauf aufgenommen werden. Demnach bleiben sie Teil der „Außenwelt", der der Darm bei phylogenetischer Betrachtung ja auch geblieben ist. Dies hat den großen Vorteil, daß man bei diesen Medikamenten nicht mit systemischen Nebenwirkungen rechnen muß, z.B. auf Knochenmark, Leber, Niere usw.
Als dritte, nicht quantitativ resorbierte Substanz ist in diesem Zusammenhang das Sitosterin zu nennen. Es ist das „Cholesterin des Pflanzenreichs": was bei Tier und Mensch Baustoff der Membran in Form von Cholesterin ist, ist im Pflanzenreich das Sitosterin. Es hat eine sehr ähnliche Struktur.
Trotz des minimalen Strukturunterschiedes zum Cholesterin wird Sitosterin im Dünndarm nur bis maximal 10% resorbiert, die anderen 90% hemmen in gewissem Rahmen die Aufnahme des Nahrungscholesterins. Der Effekt des Sitosterins wäre natürlich auch durch eine extreme Beschränkung der Nahrungscholesterinzufuhr zu erreichen.
Der teilweisen Blockierung der Nahrungscholesterinaufnahme steht der Wirkmechanismus der Anionenaustauscher gegenüber: das einzige Organ, das Sterolgerüste quantitativ abbauen kann, ist bekanntlich die Leber. Die Frage ist also, wie das

Cholesterin aus der Peripherie vermehrt in die Leber gebracht und wie der Ausstrom der Cholesterinabbauprodukte, der Gallensäuren, aus der Leber in den Darm befördert werden kann.

Unter physiologischen Bedingungen beträgt der Cholesterinabbau 0,5 bis 0,7 g/Tag, 18–25 g Gallensäuren werden pro Tag aus der Leber in das Intestinum sezerniert, davon rezirkulieren aber 95% über den enterohepatischen Kreislauf, nur 0,5 g/Tag werden über den Stuhl abgegeben. Dies ist der Angriffspunkt der hochmolekularen Substanzen, die im Dünndarm verbleiben und dort cholesterinsenkend wirken: sie entziehen der enterohepatischen Rezirkulation dosisabhängig Gallensäurereste, es kommen also weniger Gallensäuren zur Leber zurück.

Grundsätzlich verfügt der Hepatozyt über drei Hauptwege, um seinen Bestand an Sterolgerüsten aufrechtzuerhalten. Die zelleigene Cholesterinsynthese, die Aufnahme von Cholesterin in Form von LDL mittels des LDL-Rezeptors und die Gallensäurenrezirkulation. Bei gesunden Menschen wird das atherogene, etwa 60–70% des Gesamtcholesterins ausmachende LDL-Cholesterin über spezifische LDL-Rezeptoren in der Leber quantitativ aus der Zirkulation entfernt. Bei der familiären heterozygoten Hypercholesterinämie sind diese Rezeptoren vermindert, was bedeutet, daß weniger LDL aus der Zirkulation entfernt wird.

Auch unter Hochfett- und Hochcholesterinernährung wird der Gesamtorganismus, vor allem aber die Leber mit Exzesscholesterin belastet, die LDL-Rezeptoren sind ebenfalls vermindert aktiv oder in ihrer Zahl vermindert, wodurch die Ausschöpfung von LDL aus der Zirkulation vermindert wird (Abb. 1).

Die Regulation des Cholesterinbestandes besteht aber nicht nur aus einer Herauf- und Herabregulierung dieser LDL-Rezeptoren; zusätzlich wird die zelleigene intrazelluläre Cholesterinsynthese ge- oder enthemmt.

Cholesterin, das nicht über die LDL-Rezeptoren abgebaut wird, muß auf anderen Wegen aus der Zirkulation entfernt werden, im wesentlichen über den Scavenger Pathway, der größtenteils über Makrophagen läuft, mit denen hinwiederum die Atherombildung eng zusammenhängt. Es stellt sich, bei genetischer wie erworbener Hypercholesterinämie, ein neues Gleichgewicht auf höheren Niveau ein.

Was geschieht nun bei Hypercholesterinämie-Patienten, die Anionenaustauscher erhalten haben?

Der enterohepatische Kreislauf ist dosisabhängig blockiert. Der Hepatozyt wird an Cholesterin bzw. Sterolgerüsten relativ verarmt, da ja diese 95% enterohepatische Rezirkulation nicht mehr in den Hepatozyten ankommen. Folglich erhöht der Hepatozyt diesen Sterolmangel durch Erhöhung der Rezeptorenzahl, so kommt der gewünschte Effekt der LDL-Cholesterinsenkung zustande.

Leider erhöht aber die Leberzelle gleichzeitig die endogene Cholesterinsynthese, wird die Wirkung der am stärksten cholesterinsenkenden Substanzen teilweise durch den zweiten Kompensationsmechanismus des Hepatozyten abgeschwächt. Bessere Ergebnisse werden in allernächster Zukunft durch eine Kombination von Anionenaustauschern mit Substanzen erreicht werden, die gezielt die endogene Cholesterinsynthese hemmen (s. auch Beitrag Weisweiler).

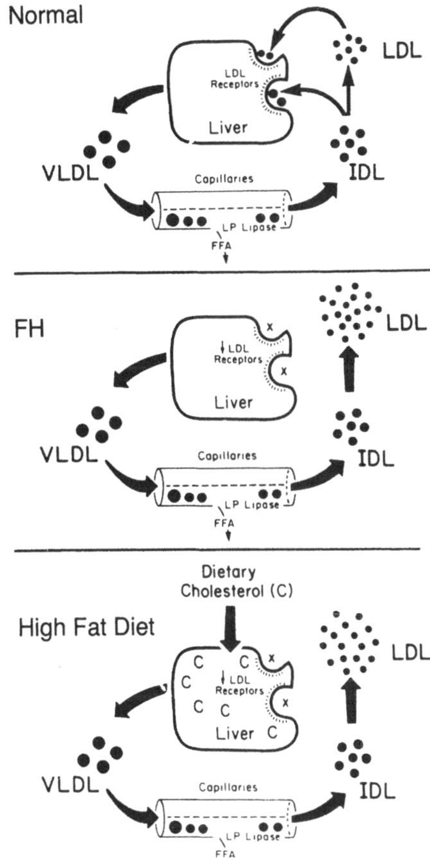

Abb. 1. LDL-Rezeptorfunktion im Normalfall, bei heterozygoter familiärer Hypercholesterinämie und unter fettreicher Ernährung (Herunterregulation der Rezeptoren), nach Goldstein und Brown, 1984

Nebenwirkungen, Interferenzen

Obwohl systemtoxische Nebenwirkungen nicht zu erwarten sind, müssen mögliche unerwünschte Wirkungen angesprochen werden. Die Patienten klagen über gastrointestinale Unverträglichkeiten, Völlegefühl, Übelkeit, Flatulenz und Obstipation. Praktisch nicht beobachtet wird die hyperchlorämische Alkalose, wie sie vor 15 Jahren bei einzelnen Kindern unter Cholestyramin berichtet worden ist.

Die Mehrzahl solcher Patienten mit gastrointestinalen Unverträglichkeiten ist von vornherein nicht für eine Dauertherapie geeignet. Nach unserer Erfahrung ist das bei etwa einem Drittel bis der Hälfte der Patienten der Fall, bei denen eine Behandlung mit Anionenaustauschern indiziert wäre.

Man muß weiter daran denken, daß Anionenaustauscher nicht nur Gallensäuren binden können, sondern auch andere saure Substanzen. Im Intestinum können sich auch weitere Moleküle ohne Säuregruppen an diese Hochpolymeren anlagern. Dazu gehören Glykoside, das Phenprocoumon und eine ganze Reihe von weiteren Medikamenten. Aus diesem Grunde werden unsere Patienten darauf aufmerksam gemacht, sämtliche anderen Medikamente, die sie zusätzlich einnehmen müssen, in zweistündigem Abstand von den Anionenaustauschern zu nehmen. Wenn dann z. B. noch ein weiterer Lipidsenker verordnet wird, kann dieser sich nicht an den Anionenaustauscher koppeln und so möglicherweise die Cholesterinsenkung durch beide zunichte machen. Von Fenofibrat ist untersucht und nachgewiesen, daß es sich im Darm nicht an Anionenaustauscher bindet, jedenfalls nicht an Colestid.

Ergebnisse

Wohl nicht zufällig sind die neuen und überzeugenden Therapiestudien über Cholesterinsenkung und coronare Herzkrankheit mit Anionenaustauschern durchgeführt worden. Es sollen hier nur zwei Untersuchungen erwähnt werden, eine zur primären und eine zur sekundären Prävention. In der Lipid-Research-Clinic-Interventionsstudie wurden über 1900 Teilnehmer mit Ausgangscholesterinwerten über 250 mg/dl über im Schnitt 7 Jahre mit dem Anionenaustauscher Cholestyramin behandelt. Hinsichtlich der Nebenwirkungen finden sich keine entscheidenden Unterschiede zu der gleich großen Gruppe mit Placebo. Im Mittel konnte über 7 Jahre eine Gesamtcholesterinsenkung von 20, eine LDL-Cholesterinsenkung um 15% aufrechterhalten werden. Dies trifft sicher auch auf die Situation in der Praxis zu. Im Mittel wurden an diesen Teilnehmern, die bei Aufnahme in die Studie keine klinisch faßbare koronare Herzkrankheit aufwiesen, neu aufgetretene Symptome einer koronaren Herzkrankheit um 20% reduziert, Bypass-Operationen um 21%. Die Gesamtergebnisse besagen, in einer groben Faustregel formuliert, daß einer 1%igen LDL-Cholesterinsenkung einer etwa 2%ige Risikominderung entspricht. Diese Ergebnisse dürfen als endgültiger Beweis für die Lipidhypothese im Rahmen einer primären Prävention verstanden werden, also wenn zum Zeitpunkt des Interventionsbeginns klinisch (noch) keine koronare Herzkrankheit vorliegt.

Eine andere Frage ist es, ob bei bereits bestehender koronarer Herzkrankheit eine Cholesterinsenkung (noch) erfolgversprechend sei. Dazu möchte ich die NIH Typ II-Studie anführen. In dieser Untersuchung der amerikanischen Gesundheitsbehörde (National Institutes of Health) wurden Patienten mit einer angiographisch nachgewiesenen Koronarinsuffizienz, also Koronarstenosen und -Verschlüssen, mit einem Anionenaustauscher behandelt. Eine Senkung des Gesamtcholesterins von 310 auf 256 mg/dl über 5 Jahre und des LDL-Cholesterins von 242 auf 178 mg/dl wurde als primäres Therapieziel bei diesen Patienten mit nachgewiesenen Koronarstenosen erreicht. In Abbildung 2 sind die Ergebnisse bei Reangiographie herausgegriffen von Patienten mit über > 50%iger Stenose bei beginnender Intervention. Das sind die Stenosen mit klinischer Bedeutung wie Symptomatik, Progredienz, Bypass-Indikation. Bei 5jähriger Placebo-Therapie im Vergleichskollektiv wurde angiographisch eine spontane Regressionsrate von knapp 8% festgestellt. Die Regressionsrate war bei der mit Anionenaustauschern behandelten Gruppe etwas höher, der Unterschied jedoch nicht statistisch signifikant. Wichtig ist jedoch die Tatsache, daß die weitere Progression in der Placebogruppe innerhalb von 5 Jahren bei einem Drittel lag, daß diese aber in der cholestyraminbehandelten Gruppe um zwei Drittel auf etwas über 10% reduziert werden konnte. Man kann ohne Mißachtung dieser korrekten wissenschaftlichen Daten also nicht mehr die Meinung aufrechterhalten, daß bei manifester Koronarerkrankung der Zeitpunkt für eine sinnvolle Prävention überschritten sei,

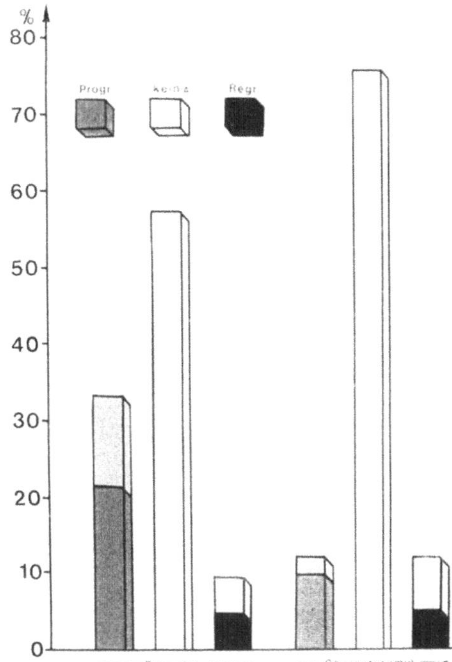

Abb. 2. Progression und Regression der KHK bei >50%-Stenosen unter Placebo- und Anionenaustauscher-Behandlung, nach Brensike et al, 1984

sondern man muß sich überzeugen lassen, daß auch in solchen Fällen eine Cholesterinsenkung nicht nur nützlich, sondern zwingend notwendig ist, ihre Unterlassung als Fehler angesehen werden muß.

Schlußbemerkung

Aufgrund dieser und einiger weiterer neuer Interventionsstudien, bei denen die Indikation für eine medikamentöse Cholesterinsenkung bei einem Gesamtcholesterinwert über 250 mg/dl festgelegt und das unmittelbare Therapieziel bei 200 bis 220 mg/dl erwartet wurde, ist heute deren Nutzen bei primärer wie sekundärer Prävention unbestritten. Die notwendigen Interventionswerte für Gesamtcholesterin bedingen den häufigeren Einsatz von Anionenaustauschern.

Literatur

1. Brensike JF, Levy RI, Kelsey SF et al (1984) Effects of therapy with cholestyramine on progression of coronary arteriosclerosis: results of the NHLBI Type II Coronary Intervention Study. Circulation 69: 313–324
2. Goldstein JL, Brown MS (1984) Progress in understanding the LDL receptor and HMG-CoA reductase, two membrane proteins that regulate the plasma cholesterol. J Lipid Res 25: 1450–1461
3. Lipid Research Clinics Program (1984) Die koronare Herzkrankheit. JAMA, dt. Ausgabe 3: 231–255

Wirkungsweise systemischer Lipidsenker auf Lipoproteine, Apolipoproteine und Enzyme des Lipoproteinstoffwechsels

H. U. Klör

Einleitung

Unter den systemischen Lipidsenkern nehmen die Fibrate einen hervorragenden Platz ein. Mit Clofibrat als Ausgangssubstanz ist diese Stoffgruppe seit gut 20 Jahren in die Therapie der Hyperlipidämien eingeführt. Im Folgenden soll vor allem auf einige Aspekte des Wirkmechanismus dieser Substanzgruppe eingegangen werden. Hierbei wird besonders die Wirkung auf die Lipoproteinfraktionen, die Apolipoproteine und die Lipasen von Interesse sein.

Wirkung der Fibrate auf die Lipoproteinlipide

Hypercholesterinämie

Bei der primären Hypercholesterinämie (Phänotyp II a) führen Fibrate in der Regel zu einem mäßiggradigen bis deutlichen Abfall der LDL-Cholesterinkonzentration im Plasma. Eine Vergleichsstudie zwischen Beclobrat und Bezafibrat in etwa äquipotenter Dosierung zeigte, daß beide Fibrate zu einer LDL-Cholesterinsenkung im Bereich von etwa 15% führten. Bei vielen leichten Hypercholesterinämien genügte diese Senkung bereits, um die heute gültigen Richtwerte für einen Therapieerfolg zu erreichen.

Bei der Hyperlipoproteinämie Typ II b mit Erhöhung sowohl von LDL als auch VLDL kommt es in der Regel zu einem guten Absinken des Triglyceridspiegels. In der bereits erwähnten Vergleichsstudie zwischen Beclobrat und Bezafibrat kam es zu einem mittleren Absinken des Triglyceridspiegels um 50%, wobei gleichzeitig auch eine Senkung des LDL-Cholesterins und ein Anstieg des HDL-Cholesterins zu verzeichnen war. In diesem Beispiel wird das reziproke Verhältnis zwischen dem Absinken von Triglycerid- und Cholesterinkonzentration in VLDL zum Ansteigen des HDL-Cholesterins sichtbar. Ein ähnlicher Effekt wie diese Wirkung der Fibrate ist z.B. auch durch ein Ausdauertraining zu erzielen, was neben einem Absinken des Triglyzerids auch zu einem gleichzeitigen Anstieg des HDL-Cholesterins führen kann, falls die Muskelbelastung dabei schwer genug ist [2].

In einer eigenen Studie, bei der Patienten aus dem Umkreis der Lipid-Research-Clinic-Studie (LRC-CPPT) mit Fenofibrat behandelt wurden, kam es neben einem

Abfall des LDL-Cholesterins auch zu einem deutlichen Abfall des VLDL- und zu einem Anstieg des HDL-Cholesterins. In dieser Studie kam der Abfall des LDL-Cholesterins mit 24% dem gleich, der mit einer Cholestyramin-Behandlung bei der LRC-CPPT-Studie erreicht werden konnte.
Diese Ergebnisse zeigen, daß bei leichter bis mäßig ausgeprägter Hypercholesterinämie (Typ IIa und IIb) bei der Gabe von Fibraten mit einem guten Absinken der LDL- und VLDL-Konzentration gerechnet werden kann. Ob eine Monotherapie mit Fibraten ausreicht, muß nach genügender Therapiedauer im Einzelfall entschieden werden.

Hypertriglyzeridämie

Die Indikationsstellung für die Behandlung von Patienten mit schweren Hypertriglyceridämien (Typ V nach Fredrickson) liegt weniger darin begründet, daß diese Patienten ein besonders hohes koronares Risiko haben, sondern vielmehr in der Tatsache, daß Patienten mit Triglyceridwerten über 1000 mg/dl oft an einer hyperlipämischen Pankreatitis erkranken. Die rasche und konsequente Senkung des Triglyceridwertes ist bei diesen Patienten daher absolut vorrangig. In einer Studie mit Gemfibrozil (Abb. 2) war bei einer Gruppe von Patienten mit Typ V eine Reduktion des Triglycerids um bis zu 70% des Ausgangswertes möglich, wobei am Ende jedoch immer noch erhöhte Werte um 300–400 mg/dl resultierten. Das Gesamtcholesterin im Plasma fiel ebenfalls sehr deutlich ab. Die für den Typ V charakteristische Nüchtern-Chylomikronämie kann durch die Gabe von Fibraten sicher unterdrückt werden [4]. Damit gelingt es, das Risiko einer hyperlipämischen Pankreatitis erheblich zu reduzieren.

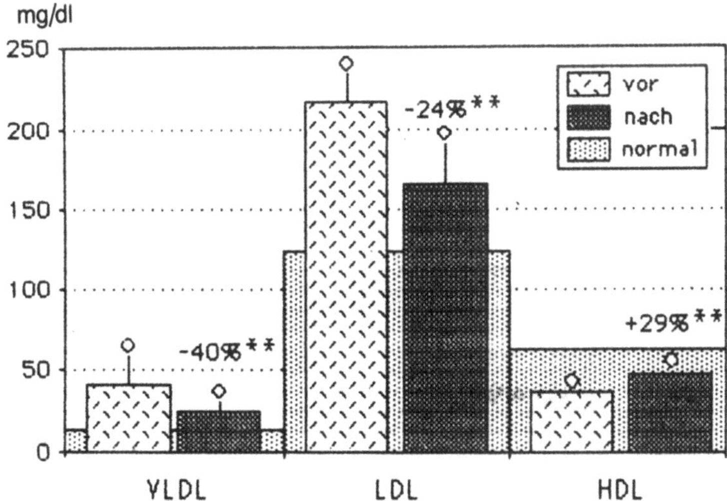

Abb. 1. Gesamtcholesterin in VLDL, LDL und HDL bei Typ II (n = 23) vor und nach 16wöchiger Therapie mit Fenofibrat
$^{**}p < 0.01$

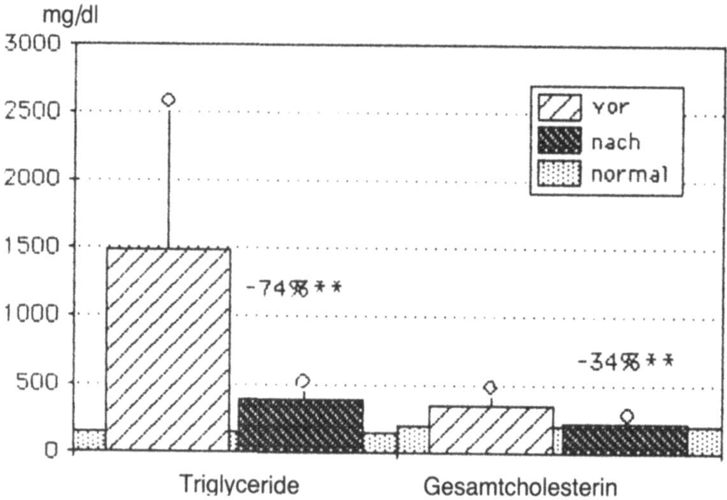

Abb. 2. Triglyceride und Gesamtcholesterin im Plasma bei schwerer Hypertriglyceridämie (Typ V, n = 12) vor und nach 8wöchiger Therapie mit Gemfibrozil
$^{**}p < 0.01$

Bei Patienten mit Hyperliproteinämie Typ IV (Abb. 3) sind bei Fibrat-Therapie Abfälle des Plasma-Triglycerids um 40–60% zu erwarten. Manchmal kommt es hierbei zu einem relativen Anstieg des LDL-Cholesterins unter Therapie [1]. Gehen diese LDL-Cholesterin-Anstiege über den Bereich von 150–160 mg/dl hinaus, so muß auf die Dauer von einer Erhöhung des atherogenen Risikos ausgegangen werden. In dieser Situation empfiehlt es sich daher, die Fibrate unbedingt mit einem

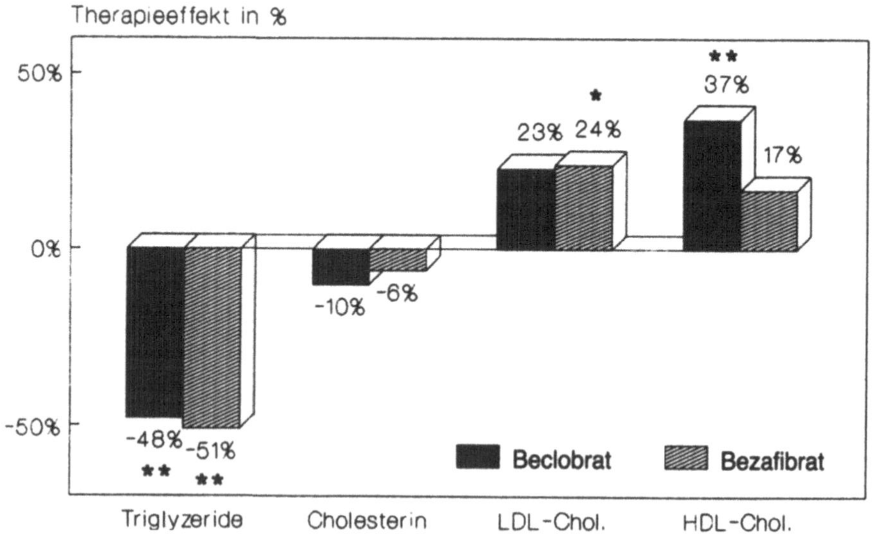

Abb. 3. Effekt von Beclobrat und Bezafibrat auf Serumlipide (Typ IV)

Anionen-Austauscher (Colestipol, Cholestyramin) zu kombinieren, um diesen LDL-Anstieg abzufangen. Unter der Fibrat-Behandlung von Typ IV-Patienten kommt es stets zu einem deutlichen, signifikanten Anstieg des HDL-Cholesterins (Abb. 3).

Wirkung der Fibrate auf die Enzymsysteme des Lipoproteinstoffwechsels

Neben der Hemmung der Synthese triglyceridreicher Partikel, also im Wesentlichen von VLDL aus der Leber und Chylomikronen aus dem Dünndarm beruht der triglyzeridsenkende Effekt der Fibrate auf einer klinisch gut meßbaren Steigerung der Aktivität der Lipoproteinlipase (Abb. 4). Dieses Enzym sitzt an der Oberfläche der Kapillarendothelien in Fettgewebe und Muskulatur und katalysiert den Abbau der Triglyzeride in VLDL und Chylomikronen, wodurch den darunterliegenden Geweben Fettsäuren zur Speicherung im Falle des Fettgewebes oder zur Verbrennung im Falle der Muskulatur zur Verfügung gestellt werden. Als Folge der Einwirkung der Lipoproteinlipase auf VLDL und Chylomikronen entstehen triglyceridärmere und cholesterinreichere Abbauprodukte, die als Remnants oder IDL (Intermediate Density Lipoproteins) bezeichnet werden. Soweit Untersuchungen hierzu vorliegen, scheinen die Fibrate im Wesentlichen die Lipoproteinlipase in den Kapillaren der Muskulatur zu aktivieren [5], während die Lipoproteinlipase des Fettgewebes weniger davon berührt wird [6]. Hier liegt, wie bereits erwähnt, eine deutliche Parallele in der Wirkung der Fibrate zu der eines Muskel-Ausdauertrainings [7].

Die Wirkung der Lipoproteinlipase im Plasmaraum wird durch die Gegenwart zweier Apolipoproteine gesteuert. Das Apolipoprotein C-II aktiviert, das Apo C-III führt dagegen zu einer relativen Hemmung der Lipoproteinlipase-Aktivität. Die Balance in der Konzentration der beiden antagonistischen Apoproteine ist offenbar für den Aktivierungsgrad des Enzyms von Bedeutung [8, 9]. Obwohl diese Vorstellungen bei in vitro-Experimenten gewonnen wurden, lassen sie sich doch mit einiger Wahr-

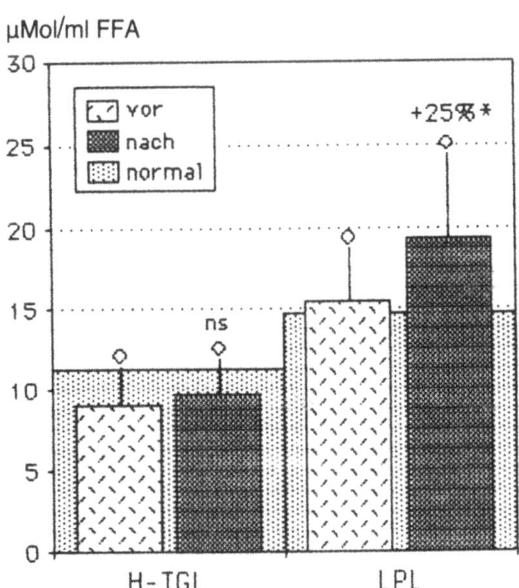

Abb. 4. Hepatische Lipase (H-TGL) und Lipoproteinlipase (LPL) bei Typ II (n = 23) vor und nach 16wöchiger Fenofibrat-Therapie
ns: nicht signifikant $^{*}p < 0.05$
$^{**}p < 0.01$

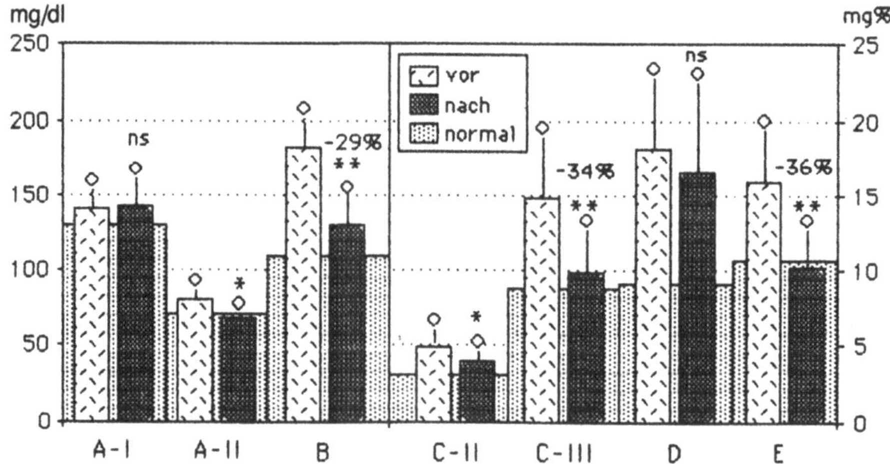

Abb. 5. Plasma Apo A-I, A-II, B, C-II, C-III, D und E bei Typ II (n = 23) vor und nach 16wöchiger Fenofibrat-Therapie
ns: nicht signifikant *$p < 0.05$ **$p < 0.01$

scheinlichkeit auch auf die in vivo-Situation beim Patienten übertragen [10]. Es ist daher von Interesse zu verfolgen, welche Veränderungen sich in der Konzentration von Apo C-II und Apo C-III unter einer Therapie mit Fenofibrat ergeben (Abb. 5). Unter der Therapie sinkt die Konzentration des Aktivator-Apoproteins C-II nur relativ gering ab, während das Apo C-III einen hochsignifikanten Abfall um 34% zeigt. Das Verhältnis von Apo C-II zu Apo C-III ändert sich infolgedessen zu Gunsten des Aktivator-Apoproteins und zu Ungunsten des inhibitorischen Apoproteins der Lipoproteinlipase [11]. Darüberhinaus verändert sich auch die Verteilung von Apo C-III auf die Lipoproteinfraktionen (Abb. 6). Während im unbehandelten Zustand ein Großteil des Apo C-III bei Hyperlipoproteinämien in VLDL- und Chylomikronenpartikeln zu finden ist, verschwindet das Apo C-III unter Behandlung aus diesen Fraktionen und assoziiert sich mit HDL-Partikeln. Hieraus ergibt sich, daß die Wirksamkeit der Lipoproteinlipase-Aktivität auf den VLDL- und Chylomikronen-Abbau gefördert werden könnte [10].
Die Plasmakonzentration von Apo B verändert sich unter Fibrat-Therapie bei Phänotyp II in ähnlicher Richtung wie das LDL-Cholesterin, d.h. es kommt zu einem parallelen Abfall mit dem LDL-Cholesterin in etwa gleicher Größenordnung. Bei Hypertriglyzeridämie ergibt sich dagegen im Vollplasma keine wesentliche Konzentrationsänderung des Apo B unter der Therapie. Betrachtet man jedoch die Verteilung des Apo B auf die verschiedenen Dichtefraktionen, so ist zu erkennen, daß das Apo B in der VLDL-Fraktion um 40–50% zurückgeht, während es parallel hierzu im LDL-Bereich ansteigt (Abb. 7). Dies ist eine Reflexion der Konversion von VLDL-Partikeln in LDL unter Zusammenspiel verschiedener Abbauvorgänge. Was die mit HDL assoziierten Apoproteine angeht, so sind in der Regel unter der Therapie mit Fibraten nur relativ geringe Änderungen der Konzentration von Apo A-I und Apo A-II zu verzeichnen (Abb. 6). Wesentlich deutlichere Therapieveränderungen finden

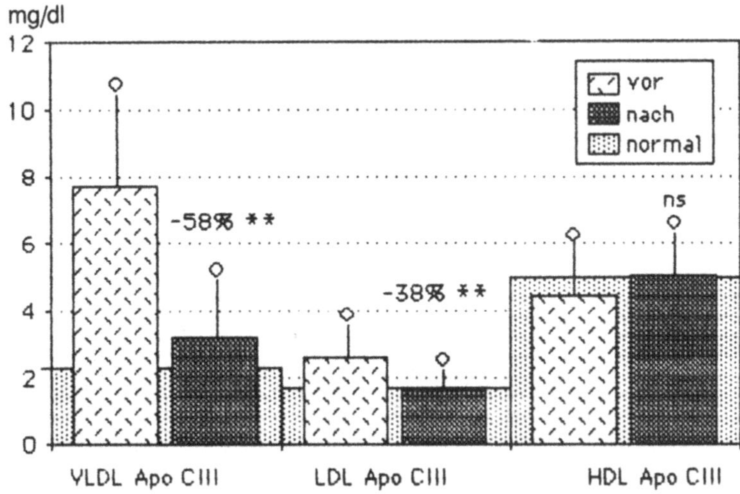

Abb. 6. Apo C-III in VLDL, LDL und HDL bei Typ II (n = 23) vor und nach 16wöchiger Fenofibrat-Therapie
ns: nicht signifikant * $p < 0.05$ ** $p < 0.01$

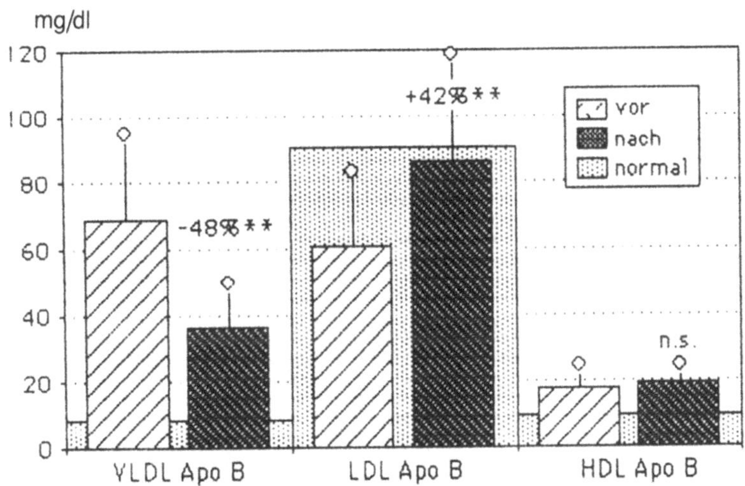

Abb. 7. Apo B in VLDL, LDL und HDL bei schwerer Hypertriglyzeridämie (Typ V, n = 12) vor und nach 8wöchiger Gemfibrozil-Therapie
ns = nicht signifikant * $p < 0.05$ ** $p < 0.01$

sich bei anderen HDL-Apoproteinen. Vor allem die Konzentration von Apo E in den HDL nimmt unter Fibrat-Therapie stark zu. Dem Apo E kommt nach neueren Erkenntnissen eine wichtige Rolle beim Rücktransport des Cholesterins aus der Peripherie, d. h. aus peripheren Zellsystemen und der Gefäßwand zu. Normalerweise sind Apo E-haltige Lipoproteine in allen Teilfraktionen (VLDL, LDL und HDL) etwa gleich verteilt, während bei der Hypertriglyceridämie die Hauptmasse des Apo

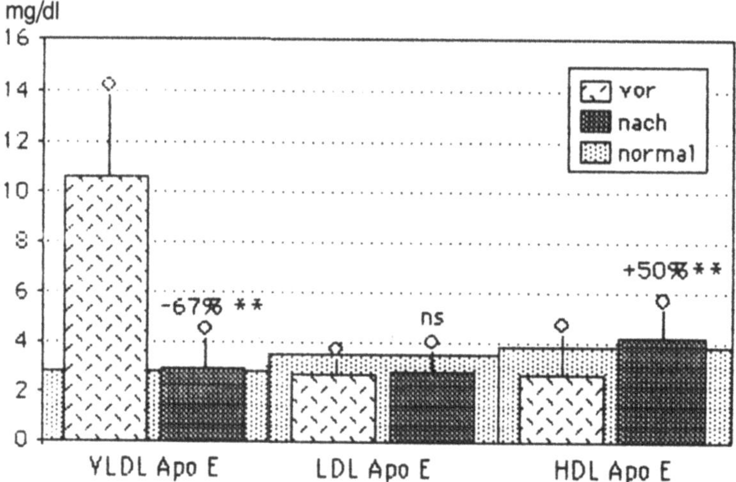

Abb. 8. Apo E in VLDL, LDL und HDL bei Typ II (n = 23) vor und nach 16wöchiger Fenofibrat-Therapie
ns: nicht signifikant $*p < 0.05$ $**p < 0.01$

E in den VLDL zu finden ist. Unter Fibrat-Therapie sinkt das Apo E parallel zu den anderen Apoliprotein-Komponenten um etwa 70% ab und findet sich dafür vermehrt in HDL-Partikeln (Abb. 8). Apo E-haltige HDL sind in der Lage, Cholesterin, das sie in der Peripherie aufgenommen haben, an Rezeptoren der Leberoberfläche abzugeben und dadurch indirekt die Ausscheidung dieses Cholesterins durch die Galle zu stimulieren [12]. Dies ist therapeutisch gesehen ein sinnvoller Effekt, den man unbedingt anstreben und ausnutzen sollte.
Eine wichtige Rolle beim Abtransport des Cholesterins aus dem Plasmaraum spielt die Lecithin-Cholesterin-Acyltransferase (LCAT), ein Enzym, das im Plasmaraum lipoproteinassoziiertes freies Cholesterin verestert. Die so entstandenen, neusynthetisierten Ester werden durch das Cholesterinester-Transfer-Protein (CETP) vom Ort der Synthese, hauptsächlich der HDL-Oberfläche, auf andere Lipoproteinpartikel, insbesondere LDL und VLDL übertragen. Durch die zellulären Aufnahmevorgänge in Leber und Peripherie werden die derart verteilten Cholesterinester dann aus dem Plasmaraum entfernt. So ergibt sich ein funktionelles Zusammenspiel zwischen den HDL, insbesondere der Apo E-haltigen Subfraktion, mit LCAT und CETP. Unter der Therapie mit Fibraten ist in der Regel ein Anstieg der LCAT-Aktivität im Plasma zu verzeichnen [13]. Für den Effekt einer solchen Therapie auf die CETP-Aktivität liegen bisher keine umfassenden Daten vor. Erste Analysen haben ergeben, daß die CETP-Aktivität vermutlich nicht wesentlich verändert wird [14]. In Verbindung mit der Stimulation der LCAT-Aktivität ist die Erhöhung der Apo E-haltigen HDL-Subfraktionen als günstig anzusehen.

Schlußfolgerung

Lipoproteinlipide, Apolipoproteine und Enzyme des Lipoproteinstoffwechsels werden durch systemische Lipidsenker, insbesondere durch Fibrate, signifikant beeinflußt. Bei allen Hyperlipoproteinämien werden die triglyzeridreichen Lipoproteine (VLDL und Chylomikronen) signifikant gesenkt. Während bei der primären Hypercholesterinämie (Typ II a) der LDL-Wert in der Regel gesenkt wird, kommt es bei Hyperlipoproteinämie Typ IV und V oft zu einem reziproken Anstieg der LDL simultan mit dem Abfall von VLDL und Chylomikronen. Entsprechend verhält sich die Konzentration von Apo B in Plasma und den genannten Lipoproteinfraktionen. Während sich die Gesamtkonzentration von Apo B im Plasma bei Hypertriglyceridämien nicht ändert, sinkt das VLDL Apo B ab, während das LDL Apo B ansteigt. Sowohl bei Hypercholesterinämien als auch bei Hypertriglyceridämien kommt es zu erheblichen Verminderungen von Apo C-III und Apo E in VLDL und Chylomikronen während gleichzeitig eine Zunahme dieser Apolipoproteine in den HDL zu verzeichnen ist. Die Veränderungen gehen einher mit einer Aktivierung der Lipoproteinlipase, während die hepatische Triglyceridlipase nicht signifikant verändert wird. Eine Vermehrung der HDL, insbesondere der Apo-E-haltigen Subfraktion führt in Verbindung mit einer mäßigen Aktivierung des LCAT-CETP-Systems zu einer Verbesserung des Rücktransports von Cholesterin aus der Peripherie einschließlich der Gefäßwand hin zur Leber, wo eine Ausscheidung des Cholesterins durch die Galle ermöglicht wird. Obwohl viele Einzelheiten dieses Vorgangs bisher nicht bekannt sind, darf auf Grund der Gesamtheit dieser Effekte angenommen werden, daß Fibrate nicht nur eine Verminderung der Konzentration atherogener Lipoproteine herbeiführen, sondern auch einen direkten antiatherosklerotischen Effekt auf die Gefäßwand ausüben.

Literatur

1. Kloer HU, Luley C (1987) Therapie der Hyperlipoproteinämie Typ II und IV: Wirksamkeitsvergleich von Beclobrat und Bezafibrat. Z Allg Med 63: 861
2. Nestel PJ, Podkolinski M, Fioge NH (1979) Marked increase in HDL in mountaineers. Atherosclerosis 34: 192
3. Lipid Research Clinics Program (1984) The Lipid Research Clinics Coronary Primary Prevention Trial Results: I. Reduction in incidence of coronary heart disease. JAMA 251: 351
4. Kloer HU, Luley C (1987) Effect of gemfibrozyl on lipoprotein lipids and apolipoproteins in severe hypertriglyceridemia. In "Atherosclerosis and Cardiovascular Diseases", S Lenzi, GC Descovich edts, E Compositöri, Bologna: p 1121–1126
5. Vessby B, Lithell H, Ledermann H (1982) Elevated lipoprotein lipase activity in sceletal muscle tissue during treatment of hypertriglyceridemic patients with bezafibrate. Atherosclerosis 44: 113–118
6. Rubba P, Falanaga A, Postiglione A, Patti L, Mancini M (1982) Increase in lipoprotein lipase activity after protofen (fenofibrate) treatment in primary hyperlipoproteinemia. Clin Ther Cardovasc 2: 177–182
7. Lithell H, Schele R, Vessby B, Jacobs I (1984) Lipoproteins, lipoprotein lipase and glycogen after prolonged physical activity. J Appl Physiol 57: 698
8. Posner I, Wang CS, McConathy WJ (1983) Kinetics of bovine milk lipoprotein lipase and the mechanism of enzyme activation by apolipoprotein C-II. Biochemistry 22: 4041–4047
9. Brown WV, Baginsky ML (1972) Inhibition of lipoprotein lipase by an apolipoprotein of human very low density lipoprotein. Biochem Biophys Res Commun 46: 375–382

10. Wang CS, McConathy WJ, Kloer HU, Alaupovic P (1985) Modulation of lipoprotein lipase activity by apolipoproteins: Effect of apolipoprotein C-III J Clin Invest 75: 384–390
11. Franceschini G, Sirtori M, Gianfranceschi G, Frosi T, Montanari G, Sirtori CR (1985) Reversible increase of the Apo C-II/Apo C-III ratio in the very low density lipoproteins after procetofen treatment in hypertriglyceridemic patients. Artery 12: 363–381
12. Sherill BC, Innerarity TL, Mahley RW (1980) Rapid hepatic clearance of Apo E HDLc by a high-affinity receptor: identity with the chylomicron remnant transport process. J Biol Chem 255: 1804–1807
13. Heller FR, Desager JP, Harvengt C (1981) Plasma lipid concentration and lecithin: cholesterol acyltransferase activity in normo lipidemic subjects given fenofibrate and colestipol. Metabolism 30: 67–71
14. Kloer HU (1987) Structure and biochemical effects of fenofibrate. Am J Med 83: 3–8

Medikamentöse Behandlung der familiären Hypercholesterinämie: Colestipol plus Fenofibrat und Bezafibrat versus Synvinolin

P. Weisweiler

Einleitung

Patienten mit Hypercholesterinämie haben ein hohes Risiko, an vorzeitiger Atherosklerose, insbesondere an den Folgen der koronaren Herzkrankheit, zu sterben. Neben diätetischen Maßnahmen ist deshalb in der Regel der Einsatz lipidsenkender Medikamente notwendig. In zwei primären Interventionsstudien mit Cholestyramin, einem Anionenaustauscherharz, und mit Gemfibrozil, einem Clofibratderivat, konnte der Rückgang der koronaren Mortalität belegt werden [3, 7]. Cholesterinbiosynthesehemmer stellen aufgrund ihres spezifischen Angriffspunktes eine neue Strategie in der Behandlung der Hypercholesterinämie dar [8]. Zur Evaluierung der Effekte auf atherogene Serumlipoproteine (Low-Density-Lipoproteine = LDL) einerseits und auf antiatherogene Serumlipoproteine (High-Density-Lipoprotein = HDL) andererseits ist ein Vergleich mit vorhandenen Medikamenten vorzunehmen. Außerdem müssen mögliche unerwünschte Wirkungen einer neuen Therapie beachtet werden. In den vorliegenden Studien werden das in der Prüfung befindliche Synvinolin (Simvastatin, MK-733) bei Patienten mit familiärer Hypercholesterinämie im Vergleich zu einer Kombinationstherapie mit Colestipol plus Fenofibrat bzw. zu einer Monotherapie mit Bezafibrat eingesetzt.

Patienten und Methodik

Die Diagnose familiäre Hypercholesterinämie wurde aufgrund einer Erhöhung des LDL-Cholesterins auf > 180 mg/dl in Kombination mit Sehnenxanthomen und/oder mit einer positiven Familienanamnese, die vereinbar mit einer autosomal dominanten Erkrankung war, gestellt. Alle Patienten hielten eine fettmodifizierte Diät mit einem Fettenergiegehalt von 30%, einer Cholesterinaufnahme von < 300 mg/Tag und einen 1/1 Quotienten von gesättigten zu mehrfach ungesättigten Fettsäuren ein. Andere den Lipidstoffwechsel beeinflussende Medikamente waren abgesetzt worden.

In der ersten Studie wurden 6 Patienten (Durchschittsalter 46 Jahre, Bereich 26–60) zunächst mit der Kombinationstherapie Colestipol plus Fenofibrat in Dosierungen von 15 g plus 250 mg täglich, danach mit Synvinolin in einer Dosierung von 40 mg täglich behandelt. Zwischen beiden achtwöchigen Therapiephasen lag eine Auswaschphase von acht Wochen.

In der zweiten Studie erhielten 18 Patienten (Durchschnittsalter 47 Jahre, Bereich 22–64) entweder Bezafibrat in einer Dosierung von 600 mg täglich (n = 8) oder Synvinolin in einer Dosierung von 40 mg täglich (n = 8) zwölf Wochen lang.
Aus den Nüchternblutproben wurden die Konzentrationen für Gesamt-, LDL- und HDL-Cholesterin, Triglyceride und Apolipoproteine A–I und B bestimmt [9]. Weiterhin wurde in der zweiten Studie das Verhalten des cholesterinveresternden Enzyms LCAT mit einer Selbstsubstratmethode analysiert [4]. Sicherheitsparameter waren die üblichen Routineuntersuchungen, Elektrokardiogramm und ophthalmologische Untersuchungen. Die statistische Auswertung erfolgte mit dem Wilcoxon-Rangtest.

Ergebnisse

Colestipol plus Fenofibrat und Synvinolin führten in der ersten Studie zu ähnlichen signifikanten Abnahmen von Serum- (–36,3% und –38,4%) und LDL-Cholesterin (–40,7% und –46,0%) und von Apolipoprotein B (–27,6% und –26,8%) (Tabelle 1). Die Anstiege von HDL-Cholesterin und Apolipoprotein A–I waren signifikant nur unter der Kombinationsbehandlung (+13,6% und +11,1%), die auch zu einer Abnahme der Serumtriglyceride führte (–29,5%).
In der zweiten Studie bewirkte Bezafibrat, alleine gegeben, eine geringere Abnahme von Serum- und LDL-Cholesterin und von Apolipoprotein B (–17,8%, –20,6%, –15,7%) als Synvinolin (–30,5%, –38,1%, –33,3%) (Tabelle 2). Ausgeprägt waren

Tabelle 1. Effekte von Colestipol plus Fenofibrat versus Synvinolin

	Basiswert	Colestipol plus Fenofibrat	Basiswert	Synvinolin
Serumcholesterin	428 (74)	272 (50)*	450 (69)	277 (53)*
Serumtriglyceride	123 (34)	97 (50)*	151 (26)	133 (66)
LDL-Cholesterin	380 (78)	222 (31)*	380 (65)	203 (36)*
HDL-Cholesterin	45 (14)	51 (10)*	45 (13)	47 (15)
Apolipoprotein A–I	125 (25)	136 (21)*	118 (31)	130 (47)
Apolipoprotein B	203 (30)	147 (29)*	216 (334)	158 (22)*

Ergebnisse sind Mittelwerte (SD) in mg/dl (n = 6), * $p > 0{,}025$

Tabelle 2. Effekte von Bezafibrat versus Synvinolin

	Basiswert	Bezafibrat	Basiswert	Synvinolin
Serumcholesterin	341 (48)	280 (44)*	351 (80)	239 (53)*
Serumtriglyceride	123 (41)	91 (37)*	144 (72)	131 (83)
LDL-Cholesterin	262 (49)	204 (46)*	265 (80)	154 (58)*
HDL-Cholesterin	54 (12)	58 (10)*	57 (23)	58 (21)
Apolipoprotein A–I	131 (40)	142 (22)*	150 (34)	144 (28)
Apolipoprotein B	198 (51)	166 (52)*	201 (31)	134 (37)*

Ergebnisse sind Mittelwerte (SD) in mg/dl (jede Gruppe n = 8), * $p > 0{,}025$

Einzelwerte in % · h – 1

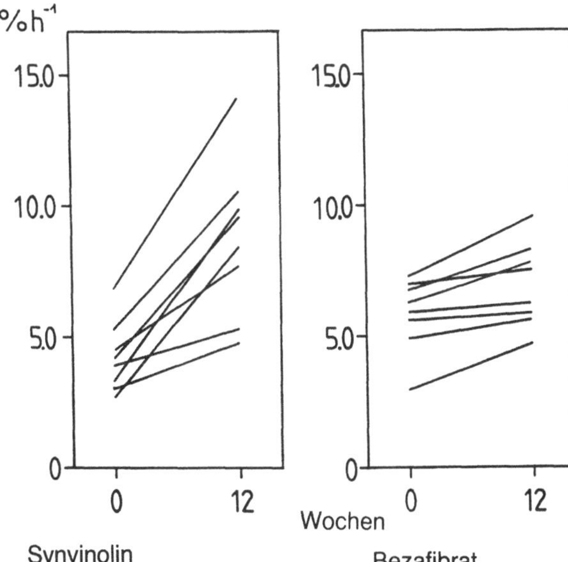

Abb. 1. Fraktionelle Veresterungsrate des LCAT-Enzyms

die Effekte von Bezafibrat auf Serumtriglyceride (–27,6%) und auf HDL-Cholesterin und Apolipoprotein A–I (+7,4% und +11,3%). Allerdings war die LCAT-Stimulierung durch Synvinolin wesentlich ausgeprägter als durch Bezafibrat, nämlich im Mittel um +124,1% gegenüber +20,6% bei der fraktionellen Veresterungsrate (Abb. 1).
Bei guter Verträglichkeit aller Therapieregimes waren Nebenwirkungen nicht zu verzeichnen.

Diskussion

Der Cholesterinbiosynthesehemmer Synvinolin ist in der Monotherapie überlegen in der Reduktion atherogener Lipoproteinfraktionen bei familiärer Hypercholesterinämie. Die kompensatorische Zunahme von hepatischen LDL-Rezeptoren führt zu einem drastischen Anstieg des LDL-Umsatzes [1]. Entsprechend ist die Zunahme der LCAT-Aktivität als Anpassung der Veresterungskapazität von Lipoproteinen bei erhöhtem LDL-Umsatz zu interpretieren [6].
Nicht so ausgeprägte Effekte mit einer Zunahme von hepatischen LDL-Rezeptoren wurden nach einer Therapie mit Anionenaustauscherharzen gefunden [5]. Unsere Untersuchungen zeigen aber, daß durch Anwendung der Kombinationstherapie Colestipol plus Fenofibrat gleich gute Therapieeffekte erzielt werden können wie mit einem Cholesterinbiosynthesehemmer. Der günstige Effekt der Clofibratderivate auf die Serumtriglyceride und insbesondere auf die HDL ist erst kürzlich durch eine primäre Präventionsstudie belegt worden [3].
Zusammenfassend kann also gesagt werden, daß die Einführung der Cholesterinbiosynthesehemmer ohne Zweifel das Spektrum der Behandlung der Hypercholesterinämie erweitert hat. Der differente Einsatz von neuen und etablierten Medikamenten

erlaubt aber die Ausnutzung unterschiedlicher Angriffspunkte von Medikamenten und gibt damit die Möglichkeit, die Therapieziele, wie sie in der Europäischen Consensus-Konferenz formuliert worden sind [2], zu erreichen.

Literatur

1. Bilheimer DW, Grundy SM, Brown MS, Goldstein JL (1983) Mevinolin and colestipol stimulate receptor mediated clearance of low density lipoprotein from plasma in familial hypercholesterolaemia. Proc Nat Acad Sci USA 80: 4124–4128
2. Study Group, European Atherosclerosis Society (1987) Srategies for the prevention of coronary heart disease: a policy statement of the European Atherosclerosis Society. Europ Heart J 8: 77–88
3. Frick MH, Elo O, Waapa K, Heinonen OP, Heinsalmi P, Helo P, Huttunen JK, Kaitaniemi P, Koskinen P, Manninen V, Mäenpää H, Mälkönen M, Mänttari M, Norola S, Pasternack A, Pikkarainen J, Romo M, Sjöblom T, Nikkilä EA (1987) Helsinki heart study: primary-prevention trial with gemfibrozil in middle-aged men with dyslipidemia. N Engl J Med 317: 1237–1281
4. Nagasaki T, Akanuma G (1977) A new colorimetric method for the determination of plasma lecithin: cholesterol acyltransferase activity. Clin Chim Acta 75: 371–375
5. Shepherd J, Packard GJ, Bicker S, Lawrie TDV, Morgan HG (1980) Cholestyramine promotes receptor-mediated low-density lipoprotein catabolism. N Engl J Med 302: 1219–1222
6. Smith FR, Dell RB, Noble RP, Goodman DS (1976) Parameters of the three pool model of the turnover of plasma cholesterol in normal and hyperlipidaemic humans. J Clin Invest 57: 137–148
7. The Lipid Research Clinics Coronary Primary Prevention Trial Results (1984) II. The Relationship of Reduction in Incidence of Coronary Heart Disease to Cholesterol Lowering. J Amer Med Ass 251: 365–374
8. The Lovastatin Study Group II (1986) Therapeutic response to lovastatin (mevinolin) in nonfamilial hypercholesterolemia. A multicenter study. J Am Med Ass 256: 2829–2834
9. Weisweiler P, Schwandt P, Friedl C (1984) Determination of human apolipoproteinsl A–I, B and E by laser nephelometry. J Clin Chem Clin Biochem 22: 113–118

Einfluß von Fenofibrat auf die Blutrheologie

M. Leschke, A. Schmidtsdorff, H. Höffken, B.E. Strauer

Einführung

Im Zentrum des pathogenetischen Verständnisses der Rheologie der koronaren Makro- und Mikrozirkulation steht das für die Blutströmung elementare Hagen-Poiseuille'sche Gesetz (Abb. 1), das einen proportionalen Zusammenhang des Gefäßwiderstandes mit der Gefäßlänge und Blutviskosität, aber ein umgekehrt proportionales Verhältnis zur vierten Potenz des Gefäßradius beschreibt. Demnach kann die Blutviskosität distal einer Koronarstenose zum determinierenden und u. U. flußlimitierenden Faktor für die Mikrozirkulation werden [10, 11]. Grundsätzlich wird dabei die Blutviskosität durch die Plasmaviskosität, die physikalisch als ein innerer Reibungswiderstand des Blutplasmas beschrieben werden kann, ferner durch die Erythrozytenaggregation, den Hämatokrit und die Flexibilität der Erythrozyten bestimmt. Die Plasmaviskosität als rheologisch dominierende Größe der Mikrozirkulation wird überwiegend durch das großmolekulare Fibrinogen determiniert, das gleichzeitig die Aggregatbildung der Erythrozyten durch Brückenbildung fördert. Die normalerweise hohe Fließfähigkeit des Blutes kann demnach durch verschiedene Faktoren herabgesetzt werden [10, 11]. Zunächst sind die vasalen Faktoren (Stenosegrad und -länge, Gefäßverzweigung und Kollateralkreislauf) für den Fluß in der

$$R = \frac{l}{r^4} \cdot \eta \cdot \frac{8}{\pi}$$

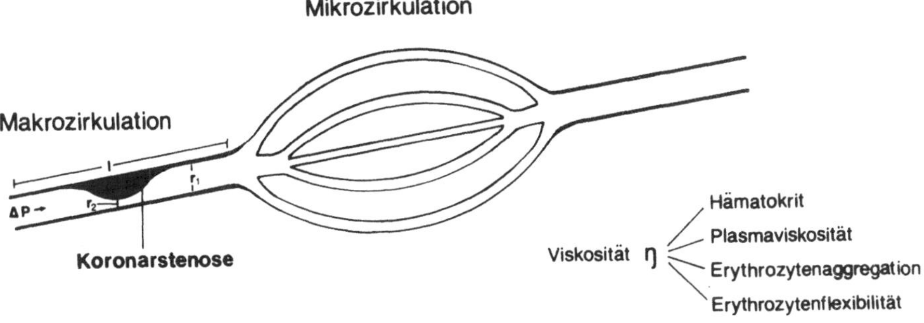

Abb. 1. Hagen-Poiseuille'sches Gesetz

myokardialen Endstrombahn entscheidend. Jenseits einer Koronarstenose kommt es infolge maximaler ischämiebedingter Gefäßdilatation zur Erschöpfung der vasomotorischen Regulationskapazität. An hämodynamischen Faktoren sind die Schubspannungen bzw. der effektive Perfusionsdruck entscheidend. Unter diesen Voraussetzungen einer erschöpften Vasomotorik und reduzierter Schubspannungen jenseits einer hämodynamisch wirksamen Koronargefäßstenose kann die normale, aber erst recht pathologische Blutrheologie eine Stagnation des Kapillarflusses bewirken [7].

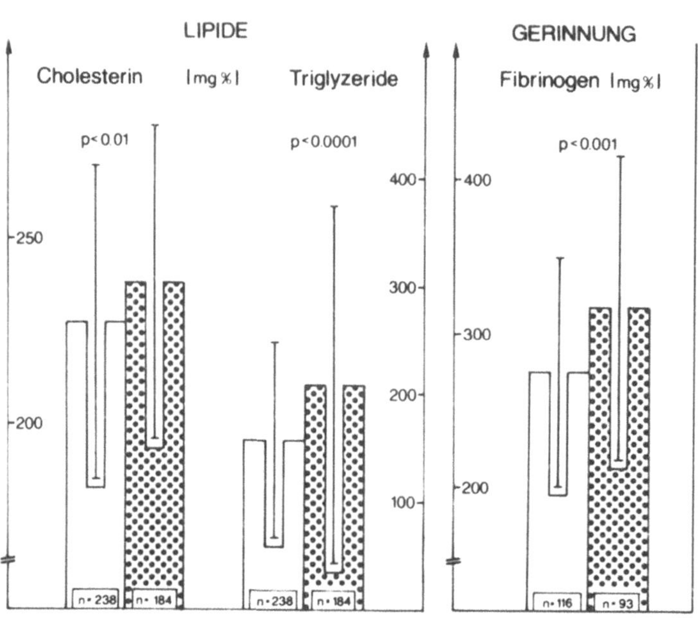

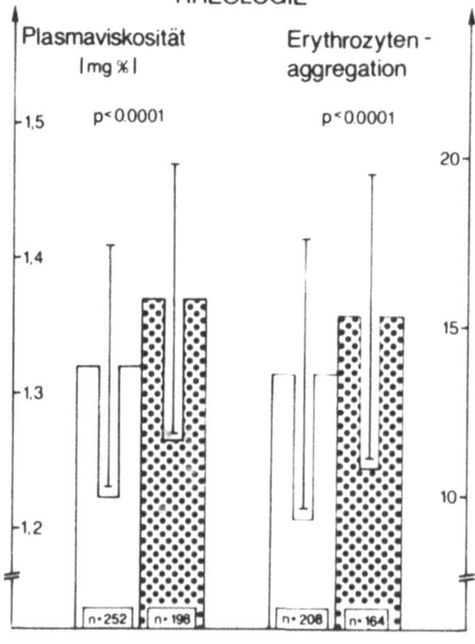

Abb. 2. Risikoprofil der koronaren Herzerkrankung. Fibrinogen, Lipid- und Blutviskositätsparameter bei Patienten mit normalem Koronarangiogramm und mit koronarer Herzerkrankung – jeweils rechte Säule

Im Sinne eines Circulus vitiosus kann jetzt eine weitere Zunahme der Erythrozytenaggregation in einem reversiblen Flußstillstand resultieren.
In einer großen retrospektiven Analyse [5] wurde das Ausmaß rheologischer Veränderungen bei der koronaren Herzerkrankung von unserer Arbeitsgruppe untersucht. – In der Abbildung 2 sind die wichtigsten rheologischen Parameter Plasmaviskosität und Erythrozytenaggregation, das Fibrinogen sowie die Lipidparameter Cholesterin und Triglyzeride bei Patienten mit koronarangiographisch gesicherter koronarer Herzerkrankung und Patienten mit normalem Koronarangiogramm dargestellt. Die rheologischen Faktoren sind bei der koronaren Herzerkrankung hochsignifikant erhöht. Dieser Befund hat nicht nur entscheidende Konsequenzen für die koronare Mikrozirkulation, sondern dürfte auch eine weitere Progression der koronaren Herzerkrankung begünstigen. Ursächlich liegt dieser pathologischen Blutviskosität eine Hyperfibrinogenämie (Abb. 2) zugrunde. Der pathogenetische Mechanismus der Hyperfibrinogenämie ist noch nicht endgültig geklärt. Die Hyperfibrinogenämie könnte auf einer chronischen Umsatzsteigerung beruhen [14]. Andererseits wird nach neueren Erkenntnissen [4, 9, 15] das Fibrinogen als eigenständiger kardiovaskulärer Risikofaktor gewertet. Nach diesen Befunden liegt also bei der koronaren Herzerkrankung ein Risikoprofil aus gestörtem Lipid- – entsprechend Abbildung 2 – und Gerinnungsstoffwechsel und einer pathologischen Blutviskosität vor. Auf eine möglicherweise mit den Lipidparametern ebenbürtige atherogene Bedeutung der rheologischen Faktoren deutet Abb. 3 hin. Nach unserer Analyse korrelieren die rheologischen Parameter Plasmaviskosität und Erythrozytenaggregation in einem den Lipidparametern quantitativ vergleichbaren Umfang mit dem angiographisch klassifizierten Schweregrad der koronaren Herzerkrankung. Da aber die Lipidparameter nur zu einem geringen Ausmaß mit den rheologischen Parametern korrelieren [5], ist diese Beziehung der Blutviskosität zum koronaren Schweregrad vom Lipidstoffwechsel weitgehend unabhängig und weist demnach auf eine pathogenetisch eigenständige Bedeutung des Fibrinogens und der Blutrheologie bei der koronaren Herzerkran-

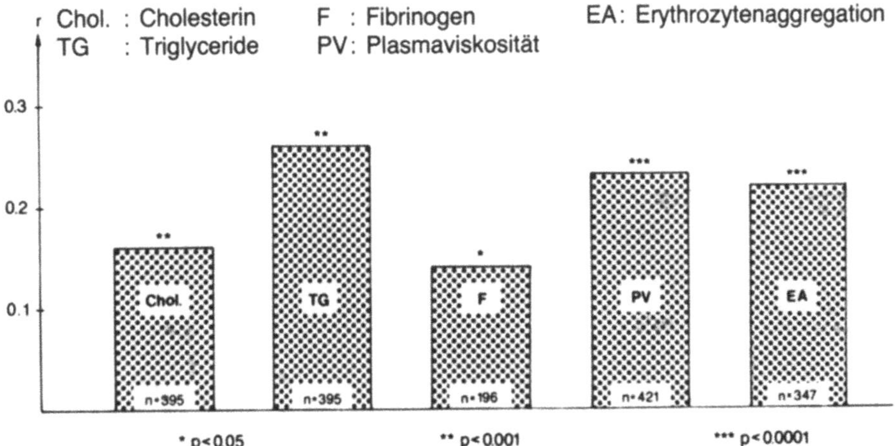

Abb. 3. Korrelationskoeffizienten (r) von Blutviskositäts- und Lipidparametern zum koronarangiographisch klassifizierten Schweregrad der koronaren Herzerkrankung

kung hin. Aus der Sicht einer für die koronare Herzerkrankung pathogenetisch bedeutsamen Trias Hyperlipidämie, Hyperfibrinogenämie und pathologischer Blutrheologie erscheint bei der Prävention, aber erst recht bei der Bekämpfung einer weiteren Progression der koronaren Herzerkrankung ein medikamentöses Therapieprinzip wertvoll, das neben der Normalisierung des gestörten Lipidstoffwechsels die Blutrheologie und die Hyperfibrinogenämie, einen zugleich wesentlichen Faktor einer Hyperkoagulabilität [7], günstig beeinflußt. Nachdem schon früher unter einer Clofibrattherapie eine Fibrinogensenkung [2, 12] und damit auch günstige Effekte auf die Blutviskosität beobachtet wurden, haben wir den Einfluß von Fenofibrat, einem Clofibratderivat, auf die Blutrheologie untersucht.

Fenofibrateffekte auf die Blutrheologie bei koronarer Herzerkrankung und Hypertonie

In dieser offenen Studie wurden 27 Patienten (Tabelle 1) überwiegend mit koronarer Herzerkrankung (n = 22) und hypertensiver Herzerkrankung (n = 5) sowie einer jeweils ausgeprägten Hyperlipoproteinämie über 12 Wochen mit einem retardierten Fenofibrat[1] behandelt. Keiner der Patienten war mit einem lipidsenkenden Medikament vorbehandelt. Vor Therapiebeginn, nach 8 und 12 Wochen wurden jeweils die rheologischen Parameter Plasmaviskosität, Erythrozytenaggregation sowie das Fibrinogen und eine detaillierte Lipidanalytik bestimmt. In Tabelle 2 sind die wesentlichen Parameter aufgeführt. Das Cholesterin fiel signifikant während des Behandlungszeitraumes ab. Aufgrund der weiten Streuung war der erzielte Abfall bei den Triglyceridwerten nicht signifikant. Die vergleichsweise zu einem normotensiven und koronar-

[1] (250 mg Lipanthyl retard, Fa. HOLphar)

Tabelle 1. Klinische Patientendaten

Alter:	55,2 ± 9,2 Jahre
Geschlecht:	22 ♂, 5 ♀
Koronare Herzerkrankung:	
1-Gefäß-KHK:	n = 5
2-Gefäß-KHK:	n = 7
3-Gefäß-KHK:	n = 10
Aortokoronare Venenbypass-Operation:	n = 5
Hypertensive Herzerkrankung:	n = 5
Hyperlipoproteinämie II a:	n = 2
Hyperlipoproteinämie II b:	n = 9
Hyperlipoproteinämie IV:	n = 16
Medikation:	
Betablocker:	n = 12
Calciumantagonisten:	n = 15
Nitrat:	n = 17
Marcumar:	n = 3
Thrombozytenaggregationshemmer:	n = 15
Diuretikum	n = 11

Tabelle 2. Lipidparameter, Fibrinogen und rheologische Daten unter Fenofibrattherapie

	vor Therapie	8 Wochen Therapie	12 Wochen Therapie
Cholesterin (mg/dl)	270 ± 58 n = 20	240 ± 44* n = 20	238 ± 35* n = 20
Triglyceride (mg/dl)	292 ± 254 n = 20	239 ± 198 n = 20	290 ± 327 n = 18
Fibrinogen (mg/dl	296 ± 59 n = 23	259 ± 59* n = 23	253 ± 56* n = 17
Plasmaviskosität (mPas)	1,42 ± 0,09 n = 24	1,37 ± 0,07** n = 22	1,36 ± 0,08* n = 15
Erythrozytenaggregation	11,9 ± 2,6 n = 23	10,3 ± 1,9** n = 22	10,0 ± 2,2* n = 13

* $p > 0{,}02$, ** $p > 0{,}01$

gesunden Kollektiv erhöhten Fibrinogenwerte konnten nach 8 Wochen Fenofibratbehandlung um fast 15% reduziert werden. Eine zeitliche Therapieverlängerung um 4 Wochen konnte die Fibrinogensenkung nicht steigern. Interessanterweise zeigte eine Einzelanalyse der Daten eine direkte Abhängigkeit des erzielten Fibrinogenabfalls von der initialen Fibrinogenkonzentration. Demnach scheint – aus rheologischer Sicht erwünscht – der fibrinogensenkende Effekt bei hohen Fibrinogenwerten stärker auszufallen als bei normalem bzw. niedrigerem Fibrinogenausgangswert. Infolge des Fibrinogenabfalls resultierte eine signifikante Verbesserung der rheologisch maßgeblichen Determinanten der Mikrozirkulation Plasmaviskosität und Erythrozytenaggregation. Möglicherweise trägt die Verbesserung der Lipide bzw. Lipoproteine auch zu dieser rheologischen Optimierung der Mikrozirkulation bei [11].

Der wesentliche Effekt der Viskositätsverbesserung ist unseres Erachtens jedoch auf die Fibrinogensenkung zurückzuführen, wie das kasuistische Beispiel einer Patientin mit schwerer Hyperlipoproteinämie vom Typ IIb beweist (Abb. 4). Die Fenofibratmedikation führte bei dieser Patientin infolge des Fibrinogenabfalls zu einer signifikanten Verbesserung der rheologischen Parameter Plasmaviskosität und Erythrozytenaggregation, wohingegen die Lipidparameter nur unwesentlich reduziert wurden. Die additive Colestipolmedikation hatte keinen Effekt auf das Fibrinogen und die Blutrheologie, führte aber zu einer drastischen Abnahme des erhöhten Cholesterinwertes.

Welche Konsequenzen ergeben sich für diese rheologischen Effekte bei der koronaren Herzerkrankung? Bei einigen Patienten wurde vor und nach 12 Wochen Therapie eine Fahrradergometrie sowie eine standardisierte 201-Thallium-Myokardszintigraphie unter Ruhe- und Belastungsbedingungen durchgeführt. Tabelle 3 zeigt kasuistisch bei einem Patienten mit schwerer 3-Gefäß-koronarer Herzerkrankung die Lipidparameter und rheologischen Faktoren. Unter Fenofibratbehandlung konnte bei diesem Patienten infolge der fenofibratbedingten Fibrinogensenkung eine drastische Normalisierung der pathologisch erhöhten Viskositätsparameter erreicht werden. Die ergometrisch ermittelte Belastungskapazität verbesserte sich von 21000 auf

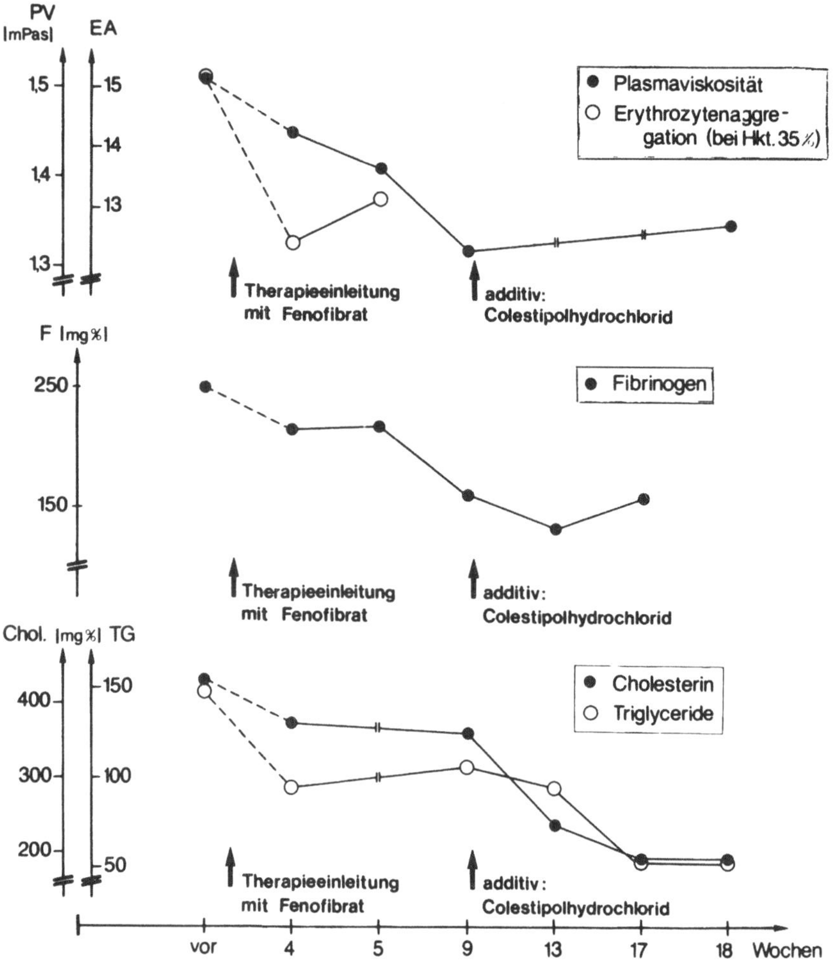

Abb. 4. Rheologische Parameter und Lipidwerte bei Hyperlipidämie IIb (H.G., ♀, 52 Jahre, hypertensive Herzerkrankung) unter Fenofibrat und Colestipolhydrochlorid

Tabelle 3. Laborparameter einschließlich ergometrisch bestimmter Belastungskapazität bei einem Patienten mit 3-Gefäß-koronarer Herzerkrankung unter Fenofibrattherapie

Fenofibrattherapie	vor Therapie	12 Wo. Therapie
Cholesterin (mg/100 dl)	250	220
Triglyceride (mg/100 dl)	225	140
Atherogener Index	7,0	5,9
Plasmaviskosität (mPas)	1,37	1,22
Erythrozytenaggregation	16,4	11,9
Fibrinogen (mg/100 ml)	323	236
Belastungskapazität (Joule)	21000	24000

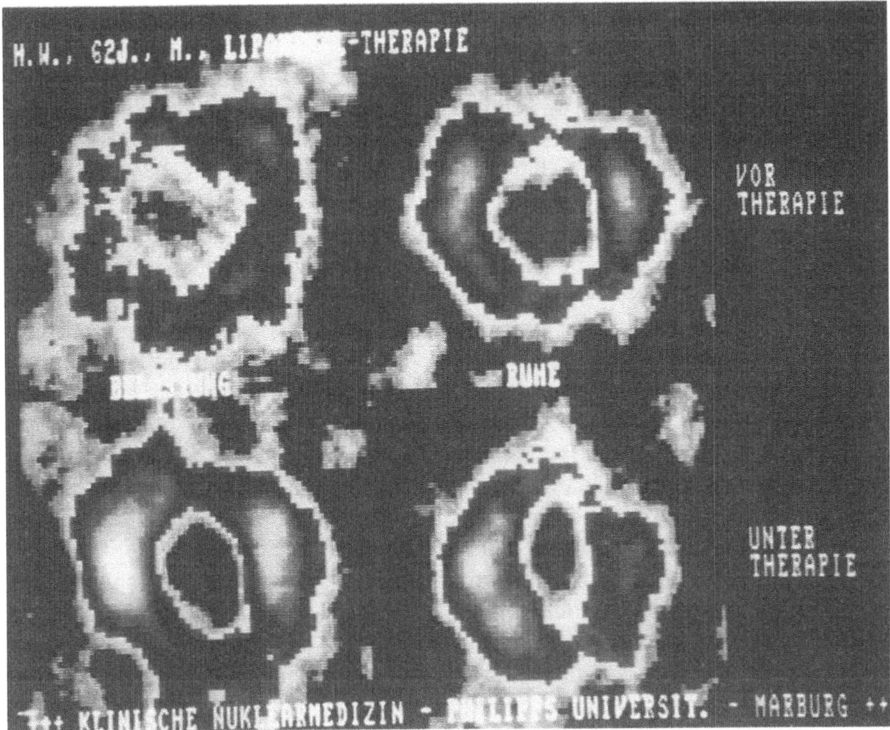

Abb. 5. Schrägsagittalschnitte senkrecht zur Herzachse einer standardisierten 201-Thallium-Myokardszintigraphie unter Ruhe- (rechte Abbildungsseite) und Belastungsbedingungen (linke Abbildungsseite) bei einem Patienten (62 Jahre, ♂) mit Z. n. Vorderwand- und Hinterwandinfarkt bei schwerer 3-Gefäß-koronarer Herzerkrankung (Koronarangiographie: Abbruch des Ramus interventricularis anterior, 70% Stenose des 1. Marginalastes und 80% Stenose der rechten Koronararterie mit retrograder Darstellung des Ramus interventricularis anterior). Vor Fenofibrattherapie besteht eine ausgeprägte Belastungsischämiezone anteroseptal (obere linke Abbildungshälfte). Nach 12 Wochen Fenofibrattherapie hochsignifikante Reduktion der Belastungsischämiezone mit Nuklidmehranreicherung der gesamten Vorderwand (untere linke Abbildungshälfte)

24000 Joule, klinisch gab der Patient seit Therapieeinleitung eine verminderte Angina-pectoris-Häufigkeit an. Im Thallium-Myokardszintigramm ließ sich bei diesem Patienten eine eindrucksvolle Befundverbesserung mit signifikanter Abnahme der Belastungsischämiezonen insbesondere im Anteroseptalbereich mit deutlicher Nuklidmehranreicherung und gesteigertem "Wash-out" objektivieren (Abb. 5). Als Resultat der verbesserten myokardialen Mikrozirkulation konnten bei mehreren unserer Patienten eine klinisch relevante verminderte Belastungsischämie sowie eine deutliche Nuklidmehranreicherung im gesamten Myokard oder zumindest regional in ischämischen Myokardarealen nachgewiesen werden.

Klinische Konsequenzen der verbesserten Blutfluidität

Die mittels Thallium-Myokardszintigraphie nachweisbare Steigerung der myokardialen Mikrozirkulation beruht im wesentlichen auf der fenofibratbedingten Fibrinogensenkung mit konsekutiver Abnahme der pathologisch erhöhten Plasmaviskosität. Als wahrscheinlichster Mechanismus für die Fibrinogensenkung muß eine verminderte hepatische Fibrinogensyntheseleistung diskutiert werden. Die erhöhte Blutfluidität führt zu einer relevanten Flußsteigerung einer dekompensierten Mikrozirkulation distal einer Koronarstenose mit dem Ergebnis einer verbesserten Sauerstoffabgabe an das Myokard. Als wesentliche Konsequenz kann somit allein auf rheologischem Mechanismus eine verminderte Myokardischämie mit klinisch relevanter verminderter Angina-pectoris-Häufigkeit und einer gesteigerten Belastungstoleranz resultieren. Damit erhält eine Lipidsenkung mit Fenofibrat bzw. vermutlich generell mit Fibratderivaten eine additive antianginöse, potentiell ischämiereduzierende Therapiekomponente. Es muß geklärt werden, inwieweit dieser therapeutische Effekt allein an eine Hyperfibrinogenämie geknüpft ist und bei allen Formen der Hyperlipidämie auftritt oder bevorzugt bei der Hyperlipoproteinämie von Typ IV zu erwarten ist. Dieses bisher nicht beachtete Wirkprofil könnte insbesondere in Fällen von therapierefraktärer Angina pectoris bei schwerer koronarer Herzerkrankung und hohen Fibrinogenwerten klinisch bedeutsam werden. An der Tatsache, daß eine Fibrinogensenkung rheologisch zur Ischämiereduktion mit erhöhter Belastungstoleranz und verminderter Angina-pectoris-Häufigkeit führt, besteht aufgrund der Befunde einer intermittierenden niedrigdosierten Urokinasetherapie bei therapierefraktärer Angina pectoris kein Zweifel [6].

Neben diesem kurzfristig einsetzenden rheologischen Therapieeffekt kann eine Fenofibrattherapie langfristig eine antiatherogene Wirkung auf drei verschiedenen Mechanismen ausüben. Von der Korrektur des gestörten Fettstoffwechsels kann prospektiv eine verminderte Progression der koronaren Herzerkrankung erwartet werden [8]. Da das Fibrinogen heute als unabhängiger kardiovaskulärer Risikofaktor eingestuft wird, kann eine langfristige Fibrinogenreduktion u. U. kausal durch eine verminderte Fibrinogeninkorporation in die arteriosklerotisch veränderte Koronargefäßwand [3] eine antiatherogene Bedeutung erlangen. Desweiteren scheint sich immer mehr das Konzept zu bestätigen, nach dem eine pathologische Blutviskosität als ein additiver Faktor bei der Pathogenese und Progression der Arteriosklerose bzw. der koronaren Herzerkrankung speziell eine Rolle spielt. Damit erhält möglicherweise eine therapeutisch erzielte Steigerung der Blutfluidität auch langfristig einen bedeutsamen antiatherogenen Effekt bei den medikamentösen Bemühungen einer verminderten Progression bzw. einer Regression der koronaren Herzerkrankung.

Zusammengefaßt sollte eine rationale lipidsenkende Therapie neben der Korrektur des gestörten Fettstoffwechsels grundsätzlich die positiven rheologischen Effekte der Fibrate auf die pathologische Blutrheologie und Hyperfibrinogenämie der koronaren Herzerkrankung berücksichtigen. Aufgrund dieser potentiell ischämiereduzierenden Komponente erscheint eine Therapie mit Fenofibrat bzw. Fibratderivaten bei der koronaren Herzerkrankung anderen lipidsenkenden Therapieprinzipien überlegen zu sein.

Literatur

1. Arntz HR, Heitz J, Schäfer JH, Oeff M, Zingler G (1985) Influence of fenofibrate on pathological blood rheology in type II Hyperlipoproteinaemia, 7th international symposium on atherosclerosis, Melbourne (Australia), October 1985. Ed. by Nestel PJ, in: Proceedings of poster communications
2. Chakrabarti R, Fearnley GR (1968) Effect of clofibrate on fibrinolysis, platelet stickness, plasma fibrinogen and serum cholesterol. Lancet 2: 1007–1009
3. Kadish JL (1979) Fibrin and atherogenesis – a hypothesis. Atherosclerosis 33: 409–413
4. Kannel WB (1987) Fibrinogen, cigarette smoking and risk of cardiovascular disease: Insights from the Framingham study. JACC 9: 78 A
5. Leschke M, Motz W, Blanke H, Meier M, Kaffarnik H, Strauer BE (1987) Der prädiktive Wert von rheologischen Parametern im Vergleich zu differenzierten Lipidparametern bei der Prävalenz der koronaren Herzerkrankung. Klin Wochenschr 65, Suppl IX: 45
6. Leschke M, Motz W, Blanke H, Höffken H, Skannel HJ, Strauer BE (1987) Intermittierende Urokinasetherapie: Ein neues Therapieverfahren zur Behandlung der therapierefraktären Angina pectoris? Klin Wochenschr 65: 1006
7. Leschke M, Strauer BE (1987) Die Bedeutung der Rheologie bei der koronaren Herzerkrankung. Intern Welt 10: 311–318
8. Lipid research clinics program (1984) The lipid research clinics coronary primary prevention trial results I. Reduction in incidence of coronary heart disease. JAMA 251: 351–364
9. Meade TW, Chakrabarti R, Haines AP, North WRS, Stirling Y, Thompson SG (1980) Haemostatic function and cardiovascular death: Early results of a prospective study. Lancet I: 1050–1054
10. Schmid-Schönbein H, Rieger H, Fischer T (1980) Blood fluidity as a consequence of red cell fluidity: flow properties of blood and flow behaviour of blood in vascular disease. Angiology 31: 301–319
11. Schmid-Schönbein H (1981) Myokardiale Mikrozirkulation. Wechselwirkung zwischen Vasomotorik und Fließeigenschaften des Blutes. Dtsch med Wochenschr 106: 1487–1497
12. Simpson IA, Lorimer AR, Walker ID, Davidson JF (1980) Effect of ciprofibrate on platelet aggregation and fibrinolysis in patients with hypercholesterolaemia. Thromb Haemostas 42: 1503–1507
13. Smith EB, Smith RH (1976) Early changes in aortic intima. Atherosclerosis Rev 1: 119–124
14. Stuart J (1984) The acute-phase reaction and haematological stress syndrome in vascular disease. Int J Microcirc: Clin Exp 3: 115–129
15. Wilhelmsen L, Svärdsudd K, Korsan-Bengtsen K, Larsson B, Welin L, Tibblin G (1984) Fibrinogen as a risk factor for stroke and myocardial infarction. N Engl J Med 311: 501–505

Behandlung der Hyperlipoproteinämien im Kindesalter

H. Kaffarnik

Einleitung

Auch im Kindesalter unterscheidet man zwischen primären und sekundären (z. B. bei Diabetes mellitus, Schilddrüsenunterfunktion, nephrotischem Syndrom, bestimmten Lebererkrankungen etc.) Hyperlipoproteinämien [8]. In der Praxis spielen jedoch bei Kindern und Jugendlichen familiäre, primäre Formen die Hauptrolle.
Häufig führt eine Fehlernährung zur Manifestation der Fettstoffwechselstörung. Daher nimmt der Anteil der Hyperlipidämien an der Gesamtbevölkerung mit steigendem Lebensalter zu. In einer Heidelberger Untersuchung ließen von den 20jährigen 2%, von den 40jährigen 16% erhöhte Cholesterinwerte erkennen [12].
Beim Erwachsenen finden sich im Laufe des Lebens nur mäßige [9], bei völlig gesunden Personen fast keine [7] altersabhängige Anstiege der Serumlipide. Von der Geburt bis zur Adoleszenz hingegen zeigt das Verhalten der Lipide und Lipoproteine des Blutes eine ausgeprägte Dynamik [15]. Das Gesamtcholesterin in der Nabelschnur steigt vom 1. bis zum 5. Tag deutlich an, nach Widhalm von 63 ± 14 auf 102 ± 6 mg/dl [16]. Parallel erhöht sich auch das Apoprotein B [13, 14, 16]. Beim Neugeborenen ist das HDL das Hauptlipoprotein [1, 10], erst später übertrifft das LDL das HDL [11, 14].
Während und vor der Pubertät kommt es zu erneuten ausgeprägten Veränderungen des Lipoproteingehaltes im Serum (Lit. bei 16).

Langzeitstudie

Die Abbildungen 1 bis 4 zeigen die Ergebnisse einer über 6 Jahre durchgeführten Longitudinalstudie [16]. Hierbei ist besonders bemerkenswert, daß ab einem Alter von 13 Jahren die HDL-Cholesterin-Schere bei Mädchen und Knaben auseinanderklafft. Ein höherer HDL-Spiegel begleitet ja gesunde Frauen bis ins fortgeschrittene Erwachsenenalter. Bei 11–17jährigen Schulkindern liegen die mittleren Cholesterinwerte knapp über 150 mg/dl, die mittleren Triglyceridwerte unter 90 mg/dl.
Die Consensus-Konferenz in den USA 1984 stellte fest [3], daß unterhalb von 19 Jahren eine mittlere Gefährdung bei einem Cholesteringehalt ab 185 mg/dl vorliegt, ein hohes Risiko ab 195 mg/dl Serum-Cholesterin.

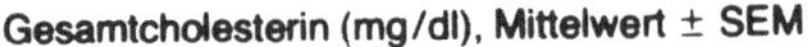

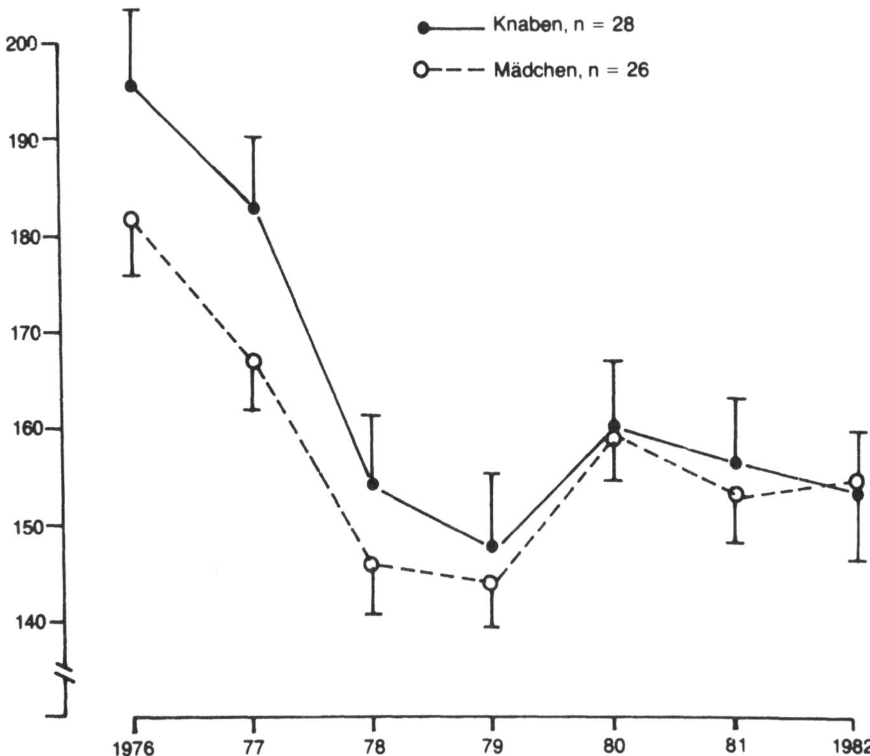

Abb. 1. Longitudinalstudie der Gesamtcholesterin-Konzentration im Serum bei gesunden, 11–17jährigen Schulkindern [16]

Therapie

Auch im Kindesalter behandeln wir bei den – selteneren – sekundären Stoffwechselstörungen das Grundleiden. Hypertriglyceridämien (die ebenfalls eine geringere Rolle spielen) lassen sich diätetisch gut beeinflussen. Bei der Typ I-Hyperlipoproteinämie kommt man um die Gabe von Triglyceriden mit mittelkettigen Fettsäuren (statt der üblichen Fette) nicht umhin. Clofibrat-Analoga sollte man nur in wirklich therapieresistenten Fällen von Hypertriglyceridämien anwenden, und dann in niedriger Dosierung (z. B. 100 mg Fenofibrat).

Obwohl auch bei der familiären heterozygoten Hypercholesterinämie eine Diättherapie versucht werden muß, sind im Kindesalter die Erfolge nicht ermutigend: so fand Widhalm bei 9 Kindern nach einer mehrmonatigen Diät lediglich einen Abfall des Gesamtcholesterins von 2% und des LDL-Cholesterins von 2,6% [16]. Unter Anionenaustauschern konnte der gleiche Autor das Gesamtcholesterin bei 12 Kindern um 17% (von 343 ± 48 auf 285 ± 35 mg/dl), das LDL-Cholesterin um 15% (von 258 ± 28 auf 218 ± 30 mg/dl) senken; das HDL-Cholesterin stieg um 10% an.

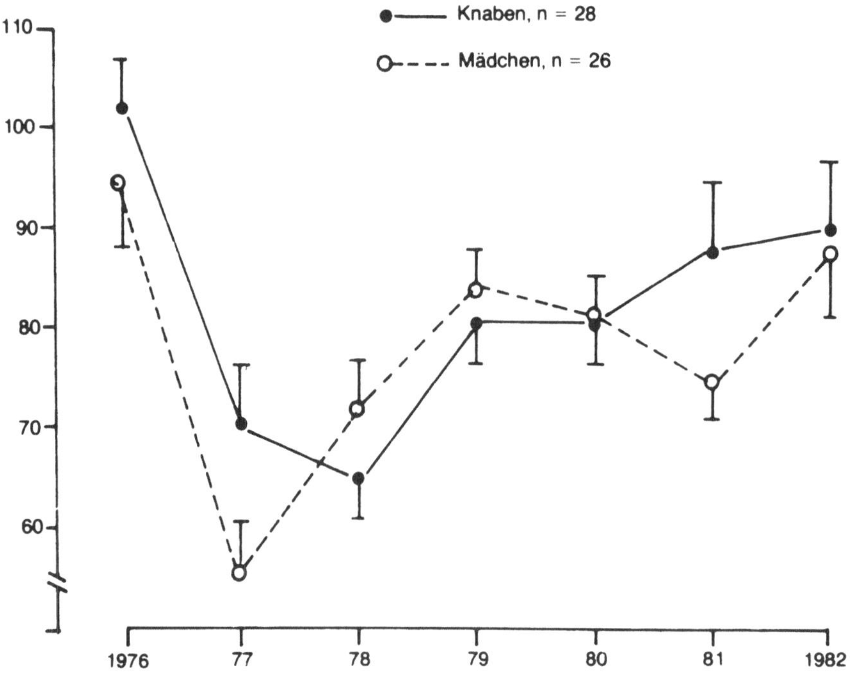

Abb. 2. Verhalten der Triglyceride in den einzelnen Lebensabschnitten im Serum bei gesunden, 11–17jährigen Schulkindern [16]

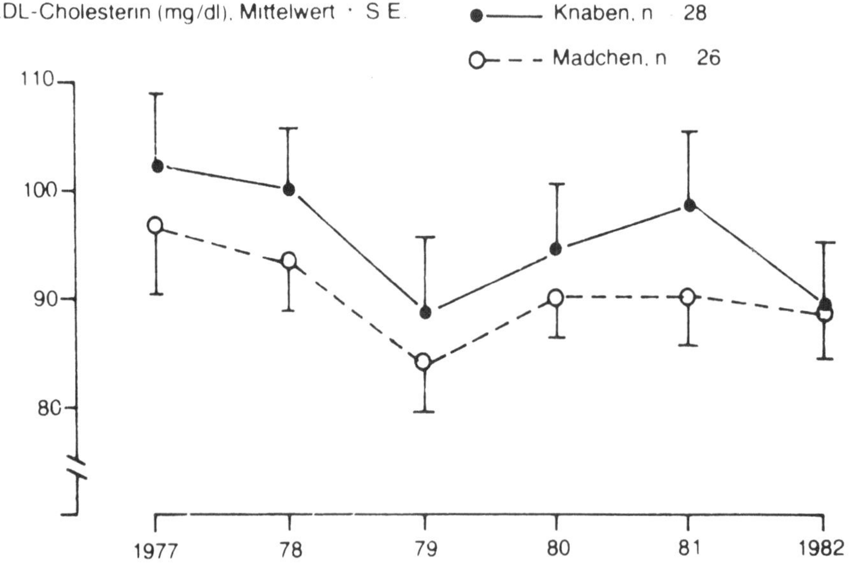

Abb. 3. Longitudinalstudie der LDL-Cholesterin-Konzentration im Serum bei gesunden, 12–17jährigen Schulkindern [16]

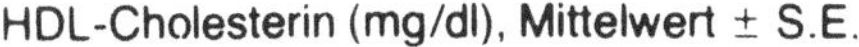

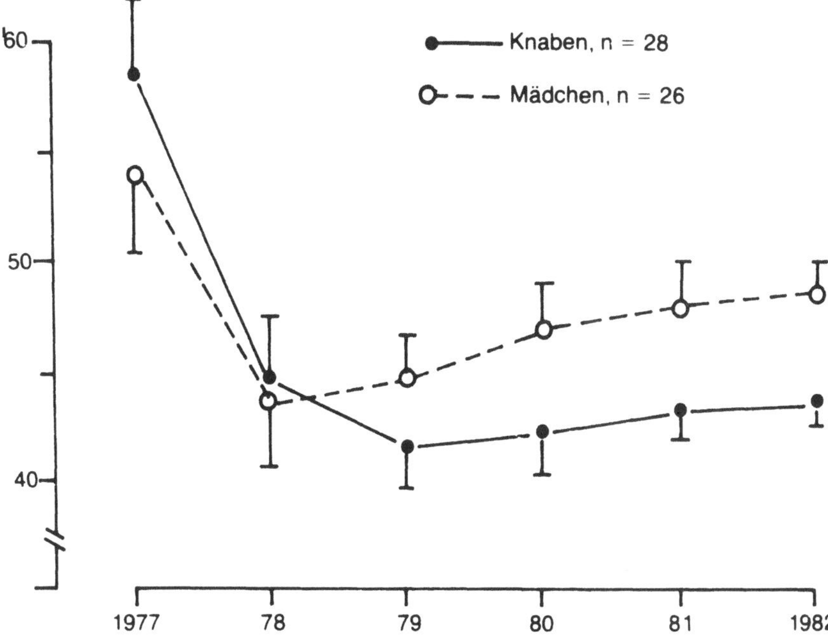

Abb. 4. Verhalten der HDL-Cholesterin-Konzentration in den einzelnen Lebensabschnitten im Serum bei gesunden, 12–17jährigen Schulkindern [16]

Becker et al. fanden, daß 200 mg des systemisch wirkenden Bezafibrats in Kombination mit Sitosterin bei Kindern mit familiärer Hypercholesterinämie die gleiche Wirkung besitzen wie 400 mg Bezafibrat [2]. Durch die Addition von Sitosterin konnte die Dosis des Clofibrats-Analogons herabgesetzt werden.
Wir bevorzugen in der Therapie von Hypercholesterinämien im Kindesalter nicht [5] oder wenig resorbierbare Lipidsenker wie Anionenaustauscher oder das pflanzliche Sterin „Sitosterin".

Eigene Untersuchungen

Als Pars pro toto soll eine am Anfang 9jährige Patientin mit familiärerer Hypercholesterinämie vorgestellt werden, die tuberöse Xanthome und Xanthelasmen bot. Die Hautveränderungen wurden außerhalb operativ korrigiert. Unter dem fachmännischen Einfluß des Vaters (Metzgermeister) und einer Monotherapie mit Sitosterin gelang es dem Hausarzt, einen Gesamt-Cholesterin-Spiegel von 315 mg/dl zu erreichen. Mit diesem Wert überwies er die Patientin konsiliarisch zu uns.
Unter der kombinierten Behandlung mit dem Anionenaustauscher Colestipol und Sitosterin gelang es, das Gesamtcholesterin von 315 mg/dl auf 185 mg/dl, das LDL-Cholesterin von 250 mg/dl auf 108 mg/dl zu reduzieren (Tabelle 1). Im weiteren

Tabelle 1. Es handelt sich um eine Patientin mit familiärer Hypercholesterinämie. Durch eine Kombinationstherapie mit Anionenaustauscher und Sitosterin gelang eine deutliche Reduktion der atherogenen Serum-Fraktionen. Die einzelnen Kompartimente konnten verhältnismäßig niedrig gehalten werden

Patient: M.T., weiblich, geb. 1974

	31.11.1984	*14.12.1985*
Gesamtcholesterin	315 mg/dl	185 mg/dl
LDL-Cholesterin	253 mg/dl	108 mg/dl
Triglyceride	70 mg/dl	65 mg/dl
HDL-Cholesterin	58 mg/dl	72 mg/dl
atherogener Index	4,3	1,5

Therapie:
Früh und abends je 5 g Colestipol (Cholestabyl)
mittags 1 g Sitosterin (Sito-Lande)

Verlauf trat eine leichte Eisenmangelanämie auf. Die Ursache könnte in einer durch die Anionenaustauscher bedingten Eisenresorptionsstörung liegen. Auch ein durch die extrem fettarme Kost induzierter Vitamin K-Mangel könnte ursächlich verantwortlich sein. Nach Absetzen des Anionenaustauschers stieg das Gesamtcholesterin auf 345 mg/dl an (Tabelle 2). Unter einer Sitosterin-Monotherapie konnten die Gesamtcholesterin-Werte auf 250 mg/dl gesenkt werden.

Tabelle 2. Nach Absetzen der gesamten Therapie kam es zu einem deutlichen Anstieg sowohl des Gesamtcholesterins als auch des LDL-Cholesterins. Da ein Chylomikronenschleier nachweisbar war, könnten die jetzt erhöhten Triglyceride aus der Nahrung stammen

Patient: M.T., weiblich, geb. 1974

	15.10.1986	*26.03.1987*
Gesamtcholesterin	345 mg/dl	250 mg/dl
LDL-Cholesterin	274 mg/dl	176 mg/dl
Triglyceride	220 mg/dl	90 mg/dl
HDL-Cholesterin	55 mg/dl	65 mg/dl
atherogener Index	4,9	2,7

1. Spalte: ohne Therapie
2. Spalte: 2 × 1 g Sitosterin

Im vorliegenden Krankheitsfall ist eine erneute Kombination mit Anionenaustauschern notwendig. Dabei sollten in ausreichender Menge Fette mit ungesättigten Fettsäuren verabfolgt werden, um eine ausreichende Vitamin K-Resorption zu gewährleisten. Auch auf eine adäquate Eisenresorption, wenn notwendig medikamentös, ist zu achten.

Die homozygote Form der familiären Hypercholesterinämie kann nur durch eine der LDL-Apherese-Methoden gebessert werden [4, 6]. Gegebenenfalls ist eine Lebertransplantation die „Ultima ratio". Abbildung 5 zeigt den Erfolg der LDL-Apherese durch die extrakorporale Heparin-Präzipitation.

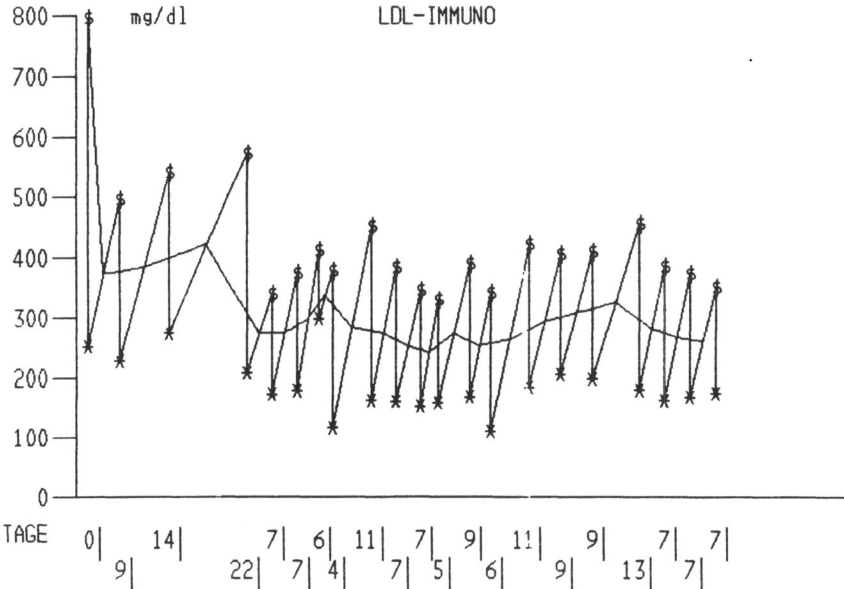

Abb. 5. Verhalten des LDL-Cholesterins unter der LDL-Apherese bei einem jetzt 9jährigen Mädchen mit familiärer, homozygoter Hypocholesterinämie. Inzwischen wird die Patientin mit Erfolg 450 Tage behandelt. In vorliegendem Fall handelt es sich um die extrakorporale Heparin-Präzipitation (HELP). Das Diagramm verdanke ich Prof. D. Seidel, Göttingen

Zusammenfassung

Zusammengefaßt ist zu sagen, daß u. E. Kinder mit heterozygoten Hypercholesterinämien – mindestens im jüngeren Kindesalter – außer mit Diät z. Z. möglichst mit nicht systemisch wirkenden Lipidsenkern behandelt werden sollten. Wir bevorzugen Anionenaustauscher (5–15 g täglich). Durch die zusätzliche Gabe von Sitosterin kann man die Dosis der Anionenaustauscher reduzieren. Clofibrat-Analoga geben wir – sollte eine ausreichende Lipidsenkung anders nicht erreichbar sein – in niedriger Dosierung zusätzlich.

Eine eventuelle Nebenwirkung der neuentwickelten HMG-CoA-Reduktase-Hemmer auf den wachsenden kindlichen Organismus muß noch abgewartet werden.

Literatur

1. Auerswald W, Doleschel W, Müller-Hartburg, W (1963) Flotationsanalytische Untersuchungen der Lipoproteinverteilung im mütterlichen und im Nabelschnurblut. Klin Wochenschr 41: 580
2. Becker M, Staab D, Leiß O, Bergmann K von (1986) Therapy of familial hypercholesterolemia in children. IX. International Symposium on Drugs Affecting Lipid Metabolism Florenz, 22.–25. Oktober
3. Consensus Conference Lowering blood cholesterol to prevent heart disease (1985) JAMA 253: 2080

4. Eisenhauer T, Armstrong VW, Wieland H, Fuchs C, Scheler F, Seidel D (1987) Selective removal of low density lipoproteins (LDL) by precipitation et low pH: First clinical application of the HELP-system. Klin Wochenschr 65: 161
5. Farah JR, Kwiterovich PO, Neill CA (1977) Dose effect relation of cholestyramine in children and young adults with familial hypercholesterolemia. Lancet I: 59
6. Hombach V, Borberg H, Gadzkowski A, Oette K, Stoffel W (1986) Regression der Coronarsklerose bei familiärer Hypercholesterinämie durch spezifische LDL-Apherese. Dtsch med Wschr 111: 1709
7. Kaffarnik H, Schneider J, Eimer-Brede S, Eimer U, Zöfel P, Hausmann L, Mühfellner G, Schubotz R, Mühlfellner O, Meyer-Bertenrath JG (1975) Normalwerte für Serumlipide. Verh dtsch Ges Inn Med 81: 628
8. Kwiterovich PO (1977) Pediatric aspects of hyperlipoproteinemia. In: Hyperlipidemia diagnosis and therapy. p 249. Rifkind BM, Levy RJ (eds) Grune and Stratton, New York, San Francisco, London
9. Kwiterovich PO, Chase GA, Bachorik PS (1978) The Columbia Population Study. I. Plasma cholesterol and triglyceride levels. John Hopkins med J 143: 32
10. McConathy WJ, Lane DM (1980) Studies on the apolipoproteins and lipoproteins of cord serum. Pediat Res 14: 757
11. Rafstedt, S (1955) Studies on serum lipids and lipoproteins in infancy and childhood. Acta paediat scand 44: 1
12. Schlierf G, Kruse W (1987) Fettstoffwechselstörungen In: Hormon- und stoffwechselbedingte Erkrankungen in der Praxis. Hrsg. R. Ziegler. edition medizin, Weinheim
13. Strobl W, Widhalm K, Kostner G, Pollak A (1983) Serum apolipoproteins and lipoprotein (a) during the first week of life. Acta paediat scand 72: 505
14. Van Biervliet JP, Vinaimont N, Carter H, Vercamst R, Rosseneu M (1981) Plasma apoprotein and lipid patterns in newborns; influence of nutritional factors. Acta paediat scand 70: 851
15. Widhalm K (1979) Die Serumlipoproteine im Kindesalter: Untersuchungen zur Altersabhängigkeit und zu Einflüssen der Ernährung. Atherogenesis 4: Suppl II
16. Widhalm K (1984) Lipide und Lipoproteine am Kindesalter. In: Hyperlipoproteinämie – Pathophysiologie – Diagnostik – Therapie. Hrsg.: H. Kaffarnik, J. Schneider, perimed-Verlag Erlangen
17. Widhalm K, Strobl W, Westphal G (1981) Age dependency and tracking of serum lipids and lipoproteins in healthy children 11 to 14 years. Atherosclerosis 38: 189

Behandlung der schweren familiären Hypercholesterinämie mit extrakorporaler LDL-Elimination

C. Keller

In der Stoffwechselambulanz der Medizinischen Poliklinik München betreut unsere Arbeitsgruppe seit vielen Jahren Patienten mit familiärer Hypercholesterinämie. In Abb. 1 sind 58 Patienten mit familiärer Hypercholesterinämie gezeigt, bei denen man in Hautproben zellbiochemisch einen LDL-Rezeptordefekt nachgewiesen hat. Die Verteilung des Serumcholesterins in dieser Patientengruppe ist charakteristisch. Setzt man die schwere familiäre Hypercholesterinämie bei Werten um 500 mg/dl an, so fallen 9 Patienten unter diese Diagnose, setzt man den Wert bei 400 mg/dl fest, sind es bereits 20 von 58 Patienten.

Im Bereich zwischen 580 und 600 mg/dl Cholesterin muß man an die homozygote Form der familiären Hypercholesterinämie denken, die allerdings so selten ist, daß sie in der Praxis höchstens ein Zufallsbefund sein kann. Im Verlauf von zwei Jahrzehnten wurden 8 Patienten mit dieser homozygoten Form der Hypercholesterinämie gesehen, die allerdings aus dem weiten Umkreis Münchens und häufig aus dem Ausland überwiesen wurden.

Die Manifestation der koronaren Herzkrankheit in dieser Patientengruppe wird in Abb. 2 dargestellt. Unter den 58 Patienten waren 40 Männer zwischen dem 20. und 50. Lebensjahr, von denen bereits 20 eine KHK hatten.

Bei Frauen findet sich die KHK übereinstimmend mit der Literatur etwa 10 Jahre später (Abb. 3). 9 der 20 erwähnten Männer mit KHK hatten zwischen dem 20. und 40. Lebensjahr einen Herzinfarkt erlitten und sich auch bereits einer aortokoronaren Bypassoperation unterzogen. In den letzten Jahren hat sich zur Erfassung der arteriosklerotischen Komplikationen in der nichtinvasiven Diagnostik die Ultraschalluntersuchung der A. carotis bewährt, da diese die koronaren Komplikationen gut wider-

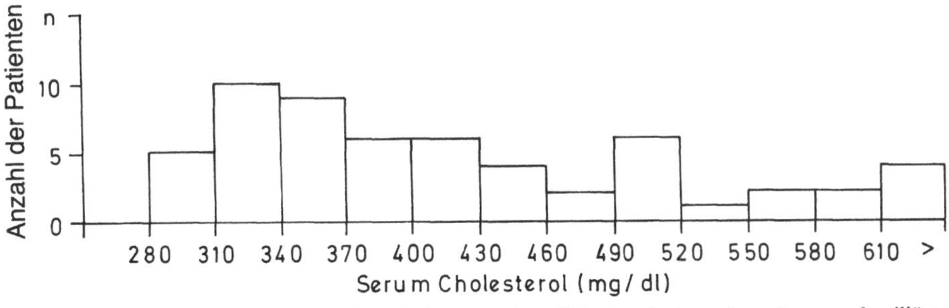

Abb. 1. Cholesterinverteilung bei den Patienten mit zellbiochemisch nachgewiesener familiärer Hypercholesterinämie

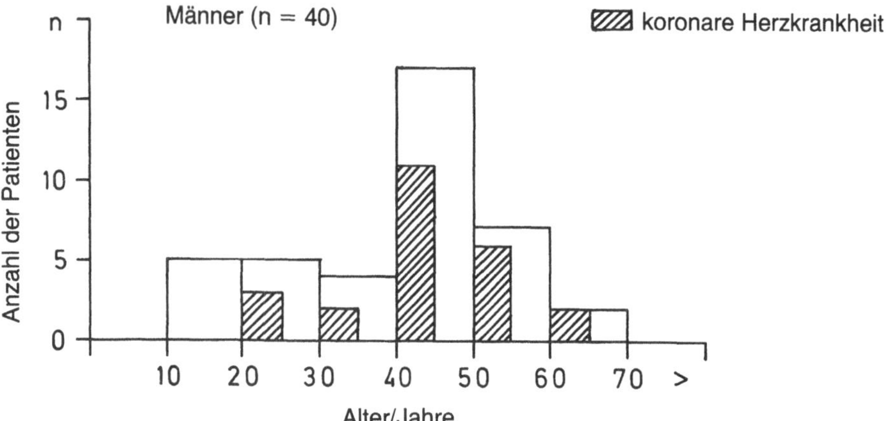

Abb. 2. Manifestationshäufigkeit der KHK bei Männern

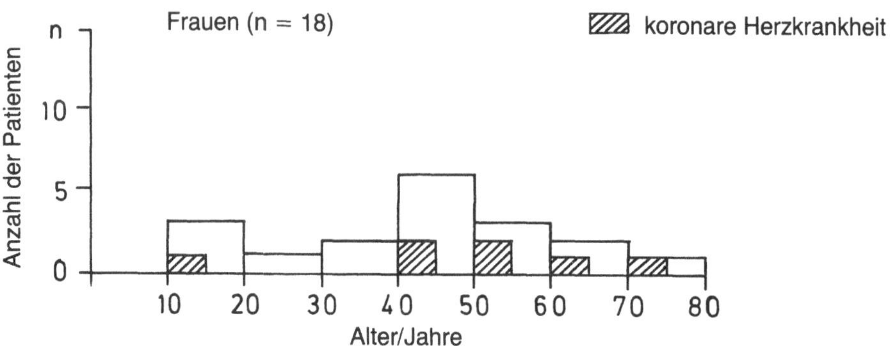

Abb. 3. Manifestationshäufigkeit der KHK bei Frauen

spiegelt [9], wie bei schwerer Arteriosklerose einer A. carotis bei einem Patienten mit familiärer Hypercholesterinämie gezeigt wurde. Man sieht in das Lumen vorspringende Plaques; solche Patienten haben dann auch in der Regel koronare arteriosklerotische Veränderungen.

Methode

Die erste Plasmaaustauschbehandlung bei familiärer Hypercholesterinämie wurde 1967 von De Gennes in Paris für die homozygote Form angewandt [4]. Das Verfahren war jedoch nicht zufriedenstellend und dementsprechend ohne ausreichenden Erfolg. Anfang der 70er Jahre wurden Zellseparatoren entwickelt, die durch Rotation eines Separationsringes mit 1800 U/min. die Blutzellen vom Plasma trennten. Am Grund des Ringes sammeln sich diese Blutzellen, das Plasma steht darüber. Durch Einführen von Schläuchen konnte man aus diesen Schichten Blutzellen und Plasma getrennt entnehmen; man kann also während der Zellseparation das Plasma entfernen und dem Patienten gleichzeitig Substitutionsmedium (bis Anfang der 80er Jahre in der Regel Humanalbuminpräparate) mit seinen Blutzellen zurückgeben [12]. Der am längsten behandelte Patient ist von 1980 bis heute alle 14 Tage mit dem Plasmaaustausch behandelt worden. Den ersten Patienten behandelten wir 1976 mit diesem Verfahren, er brach die Therapie aber nach vier Jahren ab.

Ergebnisse

Bei einem Ausgangswert von a. 500 mg/dl Serumcholesterin kann man durch einzelnen Plasmaaustausch einen Wert von 200 mg/dl erreichen. Das Serumcholesterin beginnt nach relativ kurzer Zeit wieder anzusteigen, besonders rasch unmittelbar nach dem Austausch. In der ersten Woche erreicht man etwa die Hälfte des Ausgangswertes, nach zwei Wochen ist man nahezu wieder am Ausgangswert angelangt. Spätestens alle zwei Wochen ist also eine solche Behandlung zu wiederholen. Das Verfahren ist sehr aufwendig und personalintensiv und deshalb teuer. Es ist daher nur ausgewählten Patienten vorbehalten.

Die HDL-Werte werden dabei natürlich auch gesenkt, stiegen aber etwas schneller wieder an als das Gesamt- oder das LDL-Cholesterin. Die Abbildung 4 zeigt den Wiederanstieg von Gesamtcholesterin und Apolipoproteinen.

Man bemühte sich, mit einer Kombination von Plasmaaustausch und Medikamententherapie das Intervall zwischen zwei Behandlungen zu strecken. Obwohl es einzelne anderslautende Berichte in der Literatur gibt, ist dies mit den bislang zur Verfügung stehenden Arzneimitteln nicht gelungen. Unter der Gabe von Cholestyramin steigen das Gesamtcholesterin und die anderen Fraktionen ebenso schnell wieder an wie unter der Kombinationstherapie mit Cholestyramin und β-Pyridylcarbinol, einem Nikotinsäurederivat (Ronicol ret), das sich sehr bewährt hat [7]. Durch den unselektiven Plasmaaustausch entzieht man dem Körper auch körpereigene Proteine, insbesondere Immunglobuline. Bei 14tägigem Abstand spielt das keine wesentliche Rolle. Die Resynthese geschieht schnell genug, um den akuten Verlust wieder auszugleichen. Man findet auch bei einer Behandlung über längere Zeiträume keine Verarmung des Plasmas an Immunglobulinen und daher auch keine Nebenwirkungen; der Verlust von Gerinnungsfaktoren wird wesentlich schneller ausgeglichen und ist klinisch ebenfalls kein Problem.

Neuere Verfahren – weitere Ergebnisse

Man hat sich bemüht, bessere Verfahren selektiver LDL-Elimination zu entwickeln, und ein großer Teil der Methoden beruht auf affinitätschromatographischen Ansätzen.

1981 wurde von Stoffel und Demant zuerst eine Form der Immunadsorption durch Apolipoprotein-B-Antikörper-haltige Säulen beschrieben, um damit LDL-Cholesterin quantitativ aus dem Plasma des Patienten zu entfernen [11]. Sicherlich ist dies die eleganteste Methode, das Gleiche geht aber auch mit Heparin, das an eine Agarosesäule kovalent gebunden ist. Neuerdings haben japanische Arbeitsgruppen gezeigt,

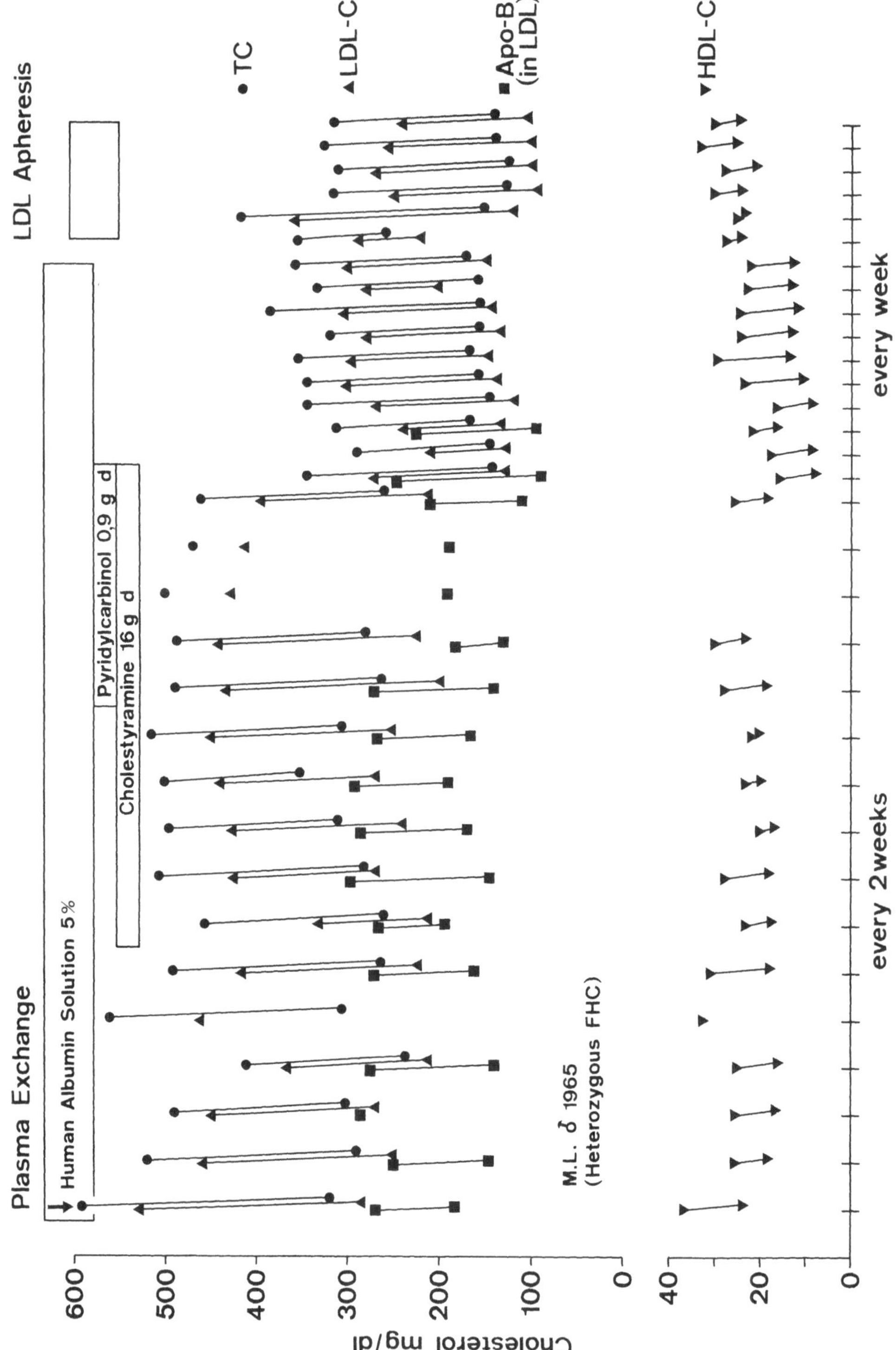

Abb. 4. Verlauf von Gesamt-, LDL- und HDL-Cholesterin sowie Apo B bei einem Patienten mit heterozygoter familiärer Hypercholesterinämie unter Plasmaaustausch und LDL-Apherese

daß man mit Dextransulfatzellulosesäulen Ähnliches erreichen kann [14]. Auch durch Filtration kann man gezielt LDL-Cholesterin entfernen. Dazu müssen jedoch Plasmafilter entwickelt werden, die von der Porengröße her geeignet sind. Man hat dies in Berlin mit Erfolg versucht, doch war das Verfahren sehr aufwendig und an Dialyseabteilungen gebunden [1]. Neueste Versuche haben gezeigt, daß man LDL auch durch quantitative Fällung mit Heparin entziehen kann [5].

Im Vergleich zwischen 14tägiger konventioneller Plasmaaustauschbehandlung mit Albumin und dann anschließender Umstellung auf die sog. LDL-Apherese, wie sie in Köln propagiert und seit 1982 mit Erfolg angewandt wird, bringt der Übergang von einem zeitlichen Abstand von 2 Wochen auf 1 Woche eine deutliche zusätzliche Cholesterinsenkung, doch ist die akute Senkung bei einem Austauschvolumen von 2,5 l nicht wesentlich größer, als sie es bei einem zweiwöchigen Abstand gewesen wäre.

Durch den Albuminaustausch erzielt man eine akute Cholesterinsenkung von 60%, mit der LDL-Apherese nach Kölner Befunden eine Senkung bis zu 75%. Bei den eigenen Patienten sind wir über 70% akuter Cholesterinsenkung nicht hinausgekommen [3].

Zusätzliche Gabe von Arzneimitteln bringt keinen wesentlich besseren Erfolg, auch nicht für die Höhe des Wiederanstiegs. Die wöchentliche Behandlung mit der Immunadsorption zeigt einen deutlich größeren Erfolg. In der Literatur war vereinzelt ein HDL-Anstieg beschrieben worden bei deutlicher Senkung des LDL-Cholesterins. Nur bei einigen Patienten wurde beobachtet, daß das HDL wirklich dauerhaft in den Normalbereich ansteigt, wenn es gelingt, das LDL-Cholesterin in annähernd normale Bereiche zu senken.

Bei der Suche nach anderen Verfahren, die gleich gut geeignet waren, Plasmafiltrat zu gewinnen und die aber die körpereigenen Eiweißkörper schonten, stellten wir eine Heparin-Sepharose-Säule her. Aus Befunden in der kanadischen Literatur (dort wurde das Verfahren Ende der 70er Jahre untersucht) konnte erwartet werden, daß das Prinzip funktioniert [8]. Das Gesamteiweiß bleibt praktisch unverändert, wenn man das Plasma über diese Säule zirkulieren läßt. Die Triglyceride sinken mäßig ab. Das Gesamtcholesterin sinkt deutlich, analog auch das VLDL und LDL-Cholesterin. Das HDL bleibt im Plasmaeluat einer solchen Heparin-Sepharose-Säule erhalten [2].

Zunächst wurde von uns ein zweizeitiges Verfahren angewandt: Das Plasma wurde mit Humanalbuminersatz gewonnen und wurde dann über eine solche Säule im Labor so lange zirkuliert, bis das LDL-Cholesterin im Eluat entsprechend niedrig war. Beim nächsten Plasmaaustausch wurde dann das so gewonnene Plasmafiltrat als Substitutionslösung wiederverwandt. Dieses Verfahren hat sich auch bei kurzfristiger Anwendung bewährt. Man gewinnt bei diesem Vorgehen ein Volumen von ca. 2,2 l wieder [6].

In Göttingen ist in neuester Zeit in Zusammenarbeit mit der Firma Braun/Melsungen ein ganz neues Therapieprinzip entwickelt worden. Durch quantitative Fällung mit Heparin bei sehr saurem pH konnte man das LDL-Cholesterin entziehen. Zunächst mit in vitro-Versuchen, dann im Tierversuch wurde schließlich der sehr kompliziert aussehende Apparat entwickelt, mit dem man jetzt dieses kontinuierliche Plasmaseparationsverfahren anwenden kann [5].

Diese Therapie wird an unserer Klinik bisher bei 5 Patienten durchgeführt. Man entnimmt aus der Vene das Blut, leitet es mit Hilfe einer Blutpumpe in eine Kammer,

in der Heparin und Azetatpuffer in einem fix gekoppelten Verhältnis dem Plasma zugeführt wird. Daraufhin fällt das LDL-Cholesterin aus und wird quantitativ in einem weiteren Filter aufgefangen, so daß das herauskommende Plasma praktisch frei von LDL ist, wenn es nur lange genug mit Hilfe der Pumpe über diesen Filter zirkuliert. Eine solche Behandlung dauert insgesamt 2 Stunden. Schließlich wird der Überschuß an Heparin durch einen weiteren Filter entfernt und dann das große extrakorporale Volumen mit Hilfe eines Dialysators eingeengt und gleichzeitig der pH-Wert wieder auf physiologische Werte zurückgebracht. Das Verfahren ist kompliziert, dadurch entsprechend betreuungsintensiv, doch sehr effektiv.
Die Behandlung wird hier an einem Patienten dargestellt, der unter einer Colestipolbehandlung eine Cholesterinkonzentration von 360 mg/dl aufwies. Er war 45 Jahre alt, hatte mit 35 Jahren einen Herzinfarkt und eine Bypassoperation mitgemacht. Er hatte wieder vermehrt Angina pectoris, und im Rahmen einer Reangiographie zeigte sich, daß einer der Bypasse wieder verschlossen war (Abb. 4).
Die HELP-Behandlung wurde zunächst mit Pyridylcarbinol kombiniert und damit das Serumcholesterin auf 320 mg/dl gesenkt. Jede der Einzelbehandlungen senkte das Serumcholesterin auf einen Wert um 120 mg/dl. Das LDL-Cholesterin sank unter 100 mg/dl. Der Wiederanstieg ist, wie bei allen anderen Austauschverfahren, genauso rasch.
Die Zukunft wird zeigen, ob man mit den neuen HMG-CoA-Reduktase-Blockern die Intervalle zwischen den Behandlungen strecken kann. Bei dem hier vorliegenden Fall wurde beobachtet, daß das HDL ab der 4. Behandlung in den Normbereich kam und auch während der Behandlung nicht so stark abfiel wie bei unselektivem Plasmaentzug. Ähnliche Effekte gibt es auch hinsichtlich Fibrinogen und Plasminogen, wie beim Albuminplasmaaustausch. Man senkt diese Parameter ganz deutlich. Globuline werden kaum eliminiert, Gerinnungsfaktoren nur in unwesentlicher Menge, doch kommt es durch die Heparinisierung nach der Behandlung zunächst zu einer deutlichen Einschränkung der Blutgerinnung.
Insgesamt verspürten alle Patienten bei allen Formen von Plasmaaustausch nach einer gewissen Zeit, ca. 12–15 Wochen, eine deutliche Verbesserung ihrer körperlichen Leistungsfähigkeit. Langzeitbeobachtungen zeigten, daß sich Xanthome an Haut und Sehnen zurückbildeten.
Bei dem am längsten behandelten Patienten konnten wir zeigen, daß sich die Sehnenxanthome im Bereich der Achillessehne um fast 1 cm innerhalb von 3½ Jahren zurückbildeten [10]. Da sie mechanisch sehr lästig gewesen waren, hat der Patient dies als sehr positiv empfunden. Soweit Kontrollen der Koronarangiographie vorliegen, ergeben sich auch Hinweise auf eine Regression, zumindest kein Fortschreiten.

Zusammenfassung

Der Plasmaaustausch ist eine sichere wie auch wirksame Behandlungsmethode für ausgewählte Patienten mit Koronarerkrankungen in jüngerem Alter bei hoher Cholesterinkonzentration im Plasma. Die Austauschbehandlungen verkleinern auf jeden Fall Xanthome oder bringen sie zum Verschwinden. Arteriosklerotische Veränderungen können sich zurückbilden oder doch in ihrer Entwicklung wenigstens zum Stillstand kommen. Dafür gibt es, wie auch in anderen Arbeitsgruppen, die sich mit diesem Verfahren beschäftigen, Einzelbeobachtungen. Thompson hat jüngst berichtet, daß seine homozygoten Patienten deutlich länger überleben als ihre nichtbehandelten Geschwister, die in der Regel mindestens 3 Jahre früher verstarben [13].

Literatur

1. von Baeyer H, Schwerdtfeger R, Schwartzkopff W, Schurig R, Kochinke F, Marx M, Schulten D (1983) Selective removal of low-density lipoprotein (LDL) by plasmapheresis combined with selective plasma protein ultrafiltration (SPU). Plasma Ther Transfus Technol 4: 447–458
2. Burgstaler EA, Pineda AA, Ellefson RD (1980) Removal of plasma lipoproteins from circulating blood with a heparin-agarose column. Mayo Clinic Proc 55: 180–184
3. Borberg H, Bode C, Mattele L, Oette K, Tauchert M and Stoffel W (1983) LDL-apheresis in hypercholesterolemic patients – Technical and clinical aspects. Plasma Seperation and Plasma Fractionation, Basel, Karger, p: 266–271
4. De Gennes JL, Touraine R, Maunand B, Truffert J and Laudat Ph (1967) Formes homozygotes cutanéo-tendineuses de xanthomatose hypercholésterolémique dans une observation familiale exemplaire – Essai de plasmaphérèse à titre de traitement héroïque. Soc Méd Hôp Paris, 118: 1377–1402
5. Fuchs Ch, Windisch M, Wieland H, Armstrong VW, Rieger J, Köstering H, Scheler F, Seidel D (1983) Selective continuous extracorporeal elimination of low-density lipoproteins from plasma by heparin precipitation without cations. Plasma Seperation and Plasma Fractionation, Basel, Karger, p: 272–280
6. Keller Ch, Demant Th, Spengel F, Hailer S, Wolfram G (1984) Vergleich von Plasmaaustausch und Arzneimitteln gegenüber modifizierter LDL-Apherese zur Therapie der Familiären Hypercholesterinämie (zellbiochemisch gesichert) Verh Dt Ges Inn Med 90: 1182–1184
7. Keller Ch, Hailer S, Demant Th, Wolfram G, Zöllner N (1985) Effect of plasma exchange with and without concomitant drug treatment on lipid and lipoproteins in patients with familial hypercholesterolemia confirmed by tissue culture. Atherosclerosis 57: 225–234
8. Lupien P-J, Moorjani S, Gagne C, Brun L-D, Lon M, Dagenais G (1982) Long term treatment of two familial hypercholesterolemic patients with batch affinity chromatography. Artery 10: 286–300
9. Schuster HM, Kröner KK, Keller C, Spengel FA, Wolfram G, Zöllner N (1987) Atherosclerosis of the carotid arteries documented by Duplex Scan as a predictor of coronary artery disease in familial hyperlipidemias. Klin Wochenschr 65: 34–39
10. Seidl O, Keller Ch, Berger H, Wolfram G, Zöllner N (1983) Xeroradiographic determination of Achilles tendon thickness in familial hypercholesterolemia confirmed by tissue cultures. Atherosclerosis 46: 163–172
11. Stoffel W and Demant Th (1981) Selective removal of apolipoprotein B-containing serum lipoproteins from blood plasma. PNAS (USA) 78: 611–615
12. Thompson GR, Lowenthal R, Myant NB (1975) Plasma exchange in the management of homozygous familial hypercholesterolemia. Lancet, I: 1208–1211
13. Thompson GR, Miller JP, Breslow JL (1985) Improved survival of patients with homozygous familial hypercholesterolemia treated with plasma exchange. Br Med J 291: 1671–1675
14. Yokoyama S, Hayashi R, Kikkawa T, Tani N, Takada S, Hatanaka K, Yamamoto A (1984) Specific sorbent of apolipoprotein B-containing lipoproteins for plasmapheresis. Arteriosclerosis 4: 276–282

Sachverzeichnis

Alkohol 14, 15
Anionenaustauscher 19ff., 33, 49, 55
Apoprotein B 28
Apoprotein E 29, 30
Apoproteine 2
Apoprotein E - Rezeptor 2, 11
Arteria carotis 53
Arteriosklerose 3
Arzneimittelinterferenz 31

Ballaststoffe 13
Beclobrat 26
Beta-Pyridyl-Carbinol 55
Bezafibrat 24ff., 35, 49

Cholesterin
  Epidemiologie 4
  Behandlungsindikation 6
  Grenzwerte 5
  Normalwerte im Kindesalter 46
  reverse transport 3
Cholesterin-Transfer-Protein 30
Cholestyramin 19ff., 36
Chylomikronen 2, 11
Chylomikronen-Remnants 11
Colestipol 19ff., 33, 50

Diättherapie 9ff.
  bei Hypercholesterinämie 12ff.
  bei Hypertriglyceridämie 14ff.
  Praxis 16

Eicosapentaensäure 15
Epidemiologie 4
Ernährung 9

Fenofibrat 24ff., 35, 37ff., 47
Fettsäuremuster der Nahrungsfette 12
Fibrate 24ff.
Fibrinogen 38

Gallensäuren 3
  Rezirkulation 20

Gemfibrocil 26, 29

HDL
  Schutzfaktor 3, 11
  Rezeptor 3
HELP 51, 57
Helsinki-Heart-Studie 5
HMG-CoA-Reduktasehemmer 33ff.
Hyperlipoproteinämie Typ V 25
Hypertonie 4

Interventionsstudien 5, 22

Kindesalter, Therapie im 46
Körpergewicht 14
Kombinationstherapie 20, 33ff., 49, 55

LCAT 2, 30, 34
LDL
  Apherese 50, 53ff.
  Entstehung 2
  Rezeptor 2, 9, 20
Lipid Research Clinic Program 5
Lipoproteine
  Aufbau 1
  Metabolismus 2
  Struktur 1
LPL 27

Multiple Risk Factor Intervention Trial (MRFIT) 4

Nebenwirkungen
  Anionenaustauscher 21

Pankreatitis 25
Phänotypen 11
Plasmaaustausch 53
Prostaglandine 16
P/S-Quotient 12

Rauchen 4
Regression 5, 22

Remnants 27
Rheologie 37ff.
Richtlinien zur Therapie 6
Risikofaktoren 3

Synergismus 4
Sitosterin 19, 50
Synvinolin 33ff.
Schwellenwerte 4

Therapieziele 5, 23
Thrombus 2
Triglyceride
  Behandlungsindikation 6
  endogene 11
  exogene 11

Viskosität 37ff.
VLDL 2

Xanthome 58